JN223387

# さよなら、産後うつ

ブックデザイン　アルビレオ
装画・挿絵　ひうち棚
企画・編集　林さやか（編集室屋上）

# はじめに

初めまして。信州大学医学部周産期のこころの医学講座の村上寛と申します。

私は、信州大学医学部附属病院で妊産婦さんのメンタルヘルス専門外来「周産期のこころの外来」、そしてお父さんのメンタルヘルス専門外来「周産期の父親の外来」で、これまで本当にたくさんの妊産婦さんやお父さんとお会いしてきました。

「周産期」という言葉は、本来妊娠22週から出生後7日未満のことを指す用語ですが、妊産婦さんのメンタルヘルスにおける「周産期」は、妊娠前〜妊娠〜出産〜育児、あるいは流産死産後など非常に長い期間を考えます。

この本を読んでくださっている方の中には、「産後　メンタル」などの言葉を検索サイトで検索したことのある方も多いのではないでしょうか。

入力すると、「産後うつ」という言葉が必ず出てきます。

こっそり一人で検索をかけて、突然「産後うつ」といった得体の知れない言葉が出てきたら、とても怖く感じると思います。

「産後うつ」とは、産後から気分の落ち込みが見られたり、不安や焦りの気持ちなどが出現したりして、そのつらく苦しい状態が何ヶ月も続くことを指します。

みなさんの中には、産後うつは「突然なるかもしれない、なったらただちにお薬が必要な状態」と考える方もいらっしゃるかもしれません。

確かにお薬の治療が必要な「産後うつ」の方はいらっしゃいますが、大切なのはそうならないようにできるだけ予防することです。

外来で「産後うつ」となった方々のお話に丁寧に耳をかたむけてみると、それぞれの妊娠中のエピソードを語っていただけます。

「妊娠がわかったときはとても嬉しかったけれど、実はその直後からずっと出産がものすごく怖かった。だけどまわりはみんな、赤ちゃんを楽しみにしていた」

「死産後の次の妊娠、胎動が少ないとまた死産になってしまうのではないかと緊張していた」

「出産が近づいてきて、急に自身の親との関わりにおける辛い過去を思い出すようになった」など……。

これらのエピソードに共通していることがあるとすれば、「妊娠中にそのこころのつらさを外部に相談しにくかった」ということです。

妊産婦さんが産後うつにならないようにできる限り予防したい。また産後うつになってしまった方の重症化をできる限り防ぎたい。また、妊産婦さんのまわりの方が、少しでも妊産婦さんのこころのつらさを聴けるように。

今回これまでの「周産期のこころの外来」、「周産期の父親の外来」の経験を、書籍という形でまとめました。

『さよなら、産後うつ』というタイトルは、私の活動を支える、「産後うつになる妊産婦さんを一人でも減らしたい」という強い想いを表したものです。

実際に産後うつで苦しんでおられる方々だけではなく、これから妊娠・出産をされる方々、あるいはそのまわりの方々に向けてこの本を書かせていただきました。

さまざまな方にこの本をお読みいただき、その結果、産後うつになる妊産婦さんを一人でも減らすことができたらと心から願っております。

# もくじ

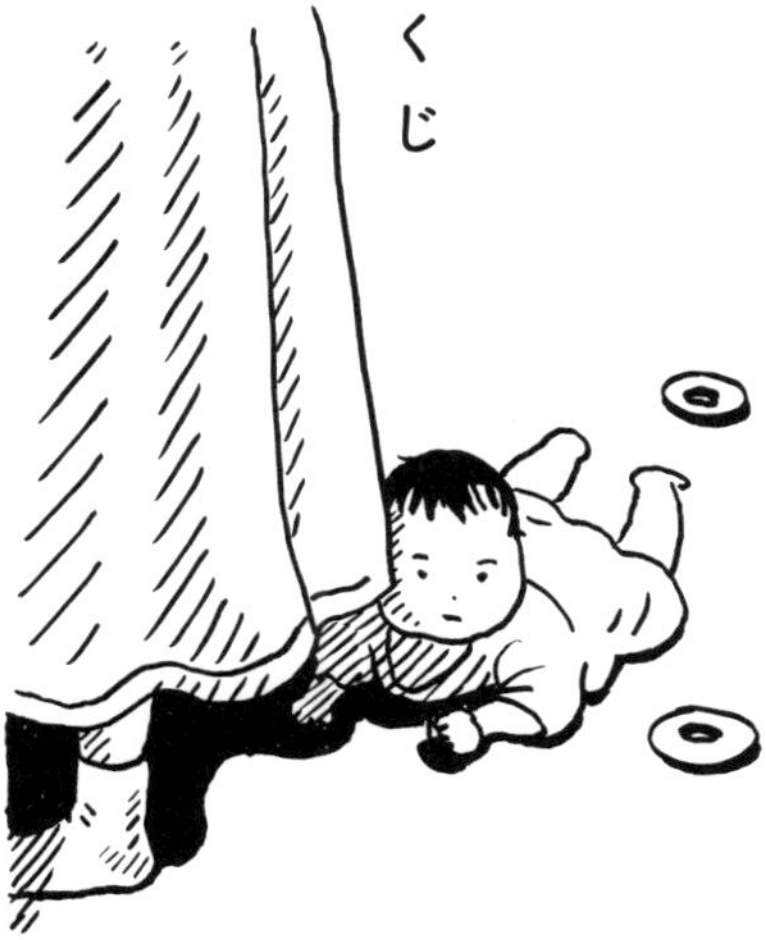

# 2 出産後のこころのこと

# 3 夫婦のこころのこと

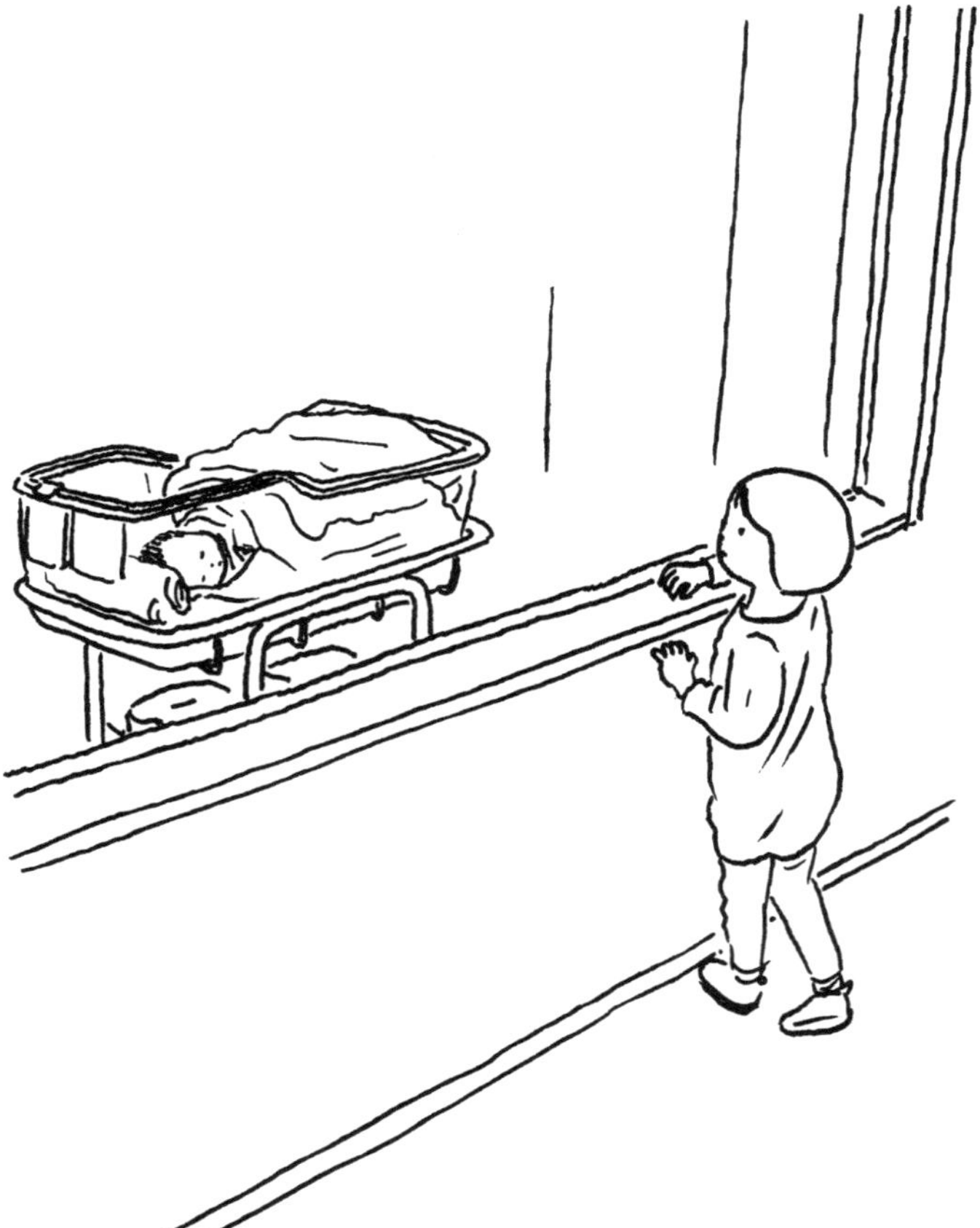

# 1

✤

# 妊娠中のこころのこと

## 1章をこれから読んでくださるみなさんへ

妊婦さんが「妊娠したこと」をどう考えているか、どうとらえているか。色々なパターンがあると思います。

もちろん、妊娠して良かった、嬉しいと感じていらっしゃることは何よりです。

しかし、妊婦さんの中には予想外のタイミングでの妊娠に戸惑っている方もいらっしゃると思います。

妊娠は望んでいたけれど、仕事で重要なプロジェクトを抱えていて、あるいは昇進のチャンスが目の前にあって、仕事に没頭したいと思うタイミングでの妊娠であったかもしれません。

なかなか妊娠に至らなくて苦しかったけれど妊娠した。ただ、いざ妊娠すると嬉しいというよりも実感が湧かず、心の置き所に悩んでいる方もいらっしゃるでしょう。
過去に流産・死産を経験していて、これから無事に赤ちゃんが育っていくのか不安でしかたがない方もいらっしゃるはずです。

このように妊婦さんによって状況はさまざま。
できる限り丁寧に書いたつもりですが、もしかしたら妊産婦さんによっては本章の中に、読んでいて苦しくなる文章もあるかもしれません。そのようなときは、その文章は読み飛ばして、読めると感じるところから読んでみてください。

この本を通じて、できる限り多くの妊婦さんや妊婦さんのまわりの方のお役に立てることを心から願っております。

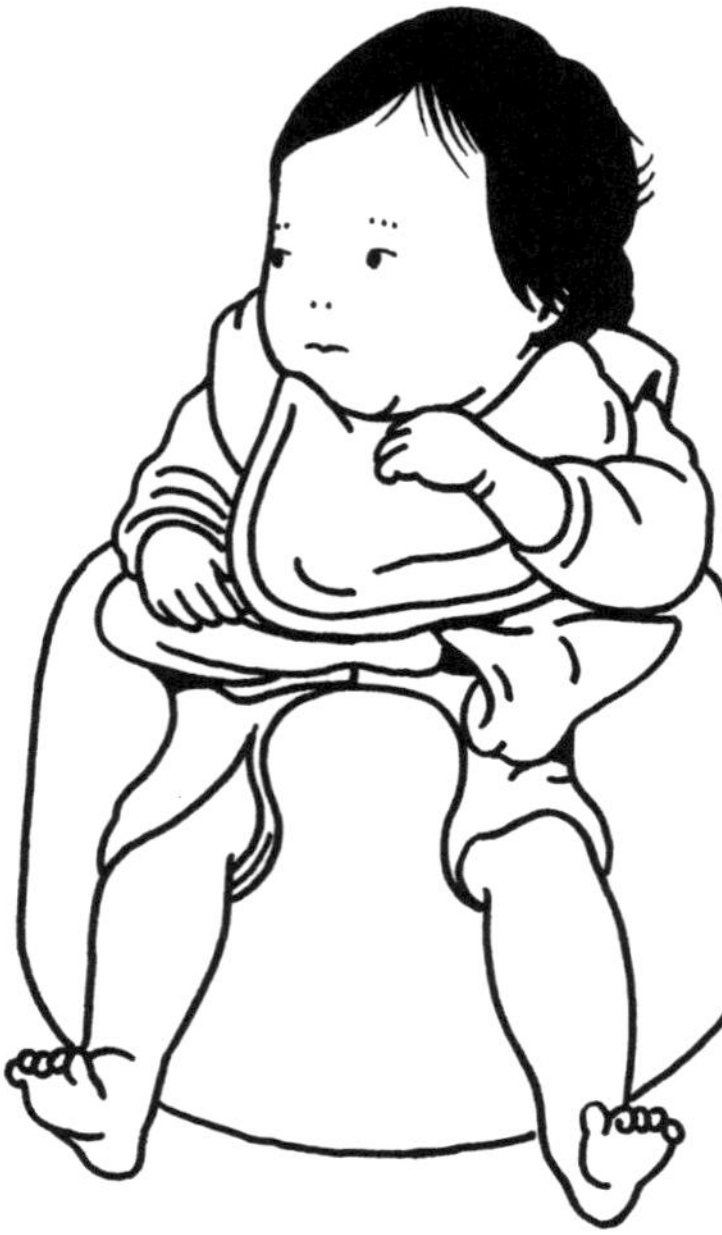

# 妊娠中の薬のこと

妊娠したことがわかると、みなさんはまずびっくりしたり、嬉しくなったり……、妊婦さんによっていろいろな感情が湧いてくると思います。ただ、ほとんどの妊婦さんに共通して、妊娠がわかった次の瞬間には、赤ちゃんが産まれるまで、そして産まれてからのさまざまなことを心配するようになります。

お母さんが口に入れるものを選ぶこともその一つ。

赤ちゃんとお母さんは、妊娠が進むと胎盤で繋がるようになります。お母さんが口から入れたものの一部は、胎盤を通じて赤ちゃんに届くというわけです。

母子健康手帳や妊娠に関するさまざまな書籍、インターネットの記事やSNSでは、アルコールや煙草など赤ちゃんに「悪影響」があるものの注意がたくさん書かれているので、同じようにもともと飲んでいる「薬」も、「止めたほうがよい」と考えてしまいがちです。

実は、それは間違いです。もともと飲んでいる薬は、妊娠したからといって勝手にやめてはいけません。

## 妊娠しても、薬は勝手にやめないで

内科、外科、そして精神科などから出されている薬を妊娠した後も、もっといえば産後の授乳中も飲み続けるのか否かは、必ず処方している医師に確認をしましょう。

薬は、からだやこころの状態を整えるために使うものです。決められた量を、決められた時間で飲んでいるときは、からだやこころの状態が整っていることが多いので、「調子がいいから飲まなくてもいいや」と考えてしまいがちです。私たちが担当しているこころの分野、精神科でも、お薬を飲んでいることで状態が安定されている方がたくさんいらっしゃいます。しかし、医師に相談をせずに勝手に薬を止めてしまうと、こころの状態は不安定になります。

精神科の薬の量は、担当の医師が少しずつ患者さんに合わせて調節しています。ある薬の内服を終了する場合も、一気に中止することはほとんどなく、「漸減《ぜんげん》」といって少しずつ飲む量を少なくして、終了に向かっていきます。お薬を勝手に止めてしまう方の多くは、一度に飲むことを止めてしまうため、悪影響が強く出てしまう可能性が高いのです。実際に、妊娠がわかって、内服薬を一気に中止してしまった結果、こころの状態が急激に悪化し、長期入院を余儀なくされる方が少なくありません。

それでも、「薬を飲むことは、おなかの赤ちゃんに悪影響なのでは……」と心配に思う方も多いことでしょう。

ご理解いただきたいこととして、実は、精神科で処方する薬の中で、「妊娠中に絶対に飲んではいけない薬」は、決して多くないのです。私の外来「周産期のこころの外来」でも、精神科の薬を飲みながら妊娠・出産をされ、今も育児を頑張っていらっしゃる方はたくさんいらっしゃいます。

どうか、妊娠がわかったら、まずはかかりつけの医師に相談をしてください。これから妊娠を考えていらっしゃる方は、あらかじめかかりつけの医師に伝えておくと、スムーズに内服薬の調整ができると思います。

## 薬について相談することへの不安

しかし、医師に薬について相談することを難しいと感じる妊産婦さんもいらっしゃいますよね。

それまで薬を飲んでいた方が、妊娠したことをかかりつけ医に告げた際に、妊娠したという理由だけで「今まで飲んでいたお薬を直ちにやめてください」と言われて、混乱してしまうこともあると聞きます。また、産後に精神科や心療内科を受診した際に、「薬を処方しますので、授乳は中止してください」と言われてしまい、授乳への強い想いを話すことができなかったという話も珍しくありません。

そんなとき、こころの状態が良くなくて受診しているのだから、お薬は飲んだほうが良いとは思うし、先生は飲まないでと言うし……どうしたら良いかわからなくなってしまいますよね。

さまざまな混乱の中でも、妊婦さんや産後のお母さんが「薬」と上手に付き合っていくために大切なのは、「妊娠したから○○」「○○だから断乳」などの断定的な言葉に慎重になることだと思います。

## 「目盛りの細かい天秤」にかける

たとえば、普段私は担当している「周産期のこころの外来」で、「○○という薬は妊娠中に飲んでいいですか？」と妊産婦さんに聞かれることがありますが、添付文書など一つの情報だけでＹｅｓかＮｏかを簡単にお答えしません。

妊産婦さんに対して薬を処方することは、「処方するか、しないか」など、白黒はっきりしていることではないのです。

妊娠週数、おなかの赤ちゃんや母乳への影響、その薬を内服（薬を飲むこと）することで期待できる効果、そして何よりも妊産婦さんが〝妊娠や授乳中に薬を飲むことでどのような葛藤を抱くか？〟ということ。それらを薬剤師さんとも相談しながら、妊産婦さんと一緒に目盛りの細かい天秤にかけていきます。

そしていったん「処方」という結論、あるいは「処方しないで様子を見る」という結論に至った後のサポートを大切にしています。

妊産婦さんに対する処方は本当に難しく、丁寧な面接によって妊産婦さんの持つ、薬の胎児や授乳への影響に対する不安の軽減を図ります。その不安が面接によって軽減されたと考え内服を決意しても、いざ自宅で薬を目の前にすると怖くて飲めない妊産婦さんもいらっしゃいます。

薬の中には眠くなる作用のある薬もあります。こころの状態を整えるためにその作用が重要であったとしても、育児のサポートが少なく物理的に眠れないお母さんの、「内服することで寝てしまうのでは」という恐怖は、慎重に扱わないといけません。

ぜひ、妊産婦のみなさんにも、妊娠中や産後の「薬」に関して医師などに質問する際に、ご自身の不安な点と、薬を飲むことによるメリットの「天秤を作る」イメージを持たれることをおすすめします。

そして、妊娠中や産前産後に薬を内服することは、その「天秤」の目盛りを見ながら慎重に決めるべきものだということを、忘れないでいただきたいと思います。

もし近くのかかりつけの病院やクリニックで、もともと飲んでいる薬が妊娠したからという理由で「すぐに中止するように」と言われて不安になったら、どうかためらわずに妊婦健診で通っている産婦人科などに相談してください。力になれることがあると思います。

## 急な入院になったら

妊娠中は、赤ちゃんの成長に喜びを感じる期間である一方、妊婦さんにとっては大変な時期で、体調にも特に注意が必要です。

たとえば、妊婦さんの中には、妊娠中に、〝妊娠高血圧症候群〟、〝妊娠糖尿病〟そして、〝切迫早産〟という状態になる方がいらっしゃいます。そうなってしまうと、妊娠中というただでさえ大変な時期に毎日薬を飲んだり、特に妊娠糖尿病であれば毎日血糖値を自分で測定したり、インスリンの注射をしたり、食事の内容を考え直したりと日々の生活に対する負荷が高まります。

特に、上のお子さんがいらっしゃる場合、食事内容や一日のタイムスケジュールなどは上のお子さんの生活に沿っていることが多いですよね。その状況での治療のための生活スタイルの変更は本当に大変です。

さらに、そのような生活の背景には、「良くならなければ入院になってしまうかもしれない」という不安がつきまといます。

そういった不安もそのとおりで、実際、外来での治療によっても症状が安定しない場合は、入院となってしまうこともあります。妊娠高血圧症候群、妊娠糖尿病そして切迫早産などは入院の可能性が少なからずあります。

ここでは、入院になってしまうかもしれないと不安を抱えていらっしゃる妊婦さんやそのまわりの方々に対して目を向けてみたいと思います。

## 入院になった妊婦さんが抱く不安

まず、家族と離れることによる妊婦さんのこころの変化について考えていきましょう。

妊娠中に入院となってしまうとき、最も大きな変化は「今まで一緒に暮らしていた人々と離れること」です。

今までずっと一緒にいたパートナーと離れることによってつらさや苦しさを感じる方

もいるでしょう。

上のお子さんがいれば、お子さんと初めて離れることになる方も多いでしょう。今までご自身で上のお子さんの保育園や幼稚園などの準備や送迎をされていた妊婦さんは、それらをパートナーや実家の両親などに任せることになるので、スムーズにいくだろうかと不安になります。

いざ入院して家族と離れると、気になることはいくらでもあります。スムーズに送り迎えしてもらえるだろうか。きちんと保育園のクラスごとの連絡板を確認してくれるだろうか。その連絡板に記載してあるイレギュラーな持ち物をきちんとカバンに入れてくれるだろうか。登園しぶりがあったときに怒鳴りつけないだろうか……。

細かいけれどとても大切なところです。「大丈夫」と言われても、気になってしまうことでしょう。


上のお子さんをパートナーと実家の親で交互に面倒を見るケースもあります。朝、送っていくのはパートナー、お迎えに行くのは実家の親、といったパターンも珍しくありません。そのような場合は、今までよりもパートナーと実家の親との接触の機会が増えるため、その関係の変化についても不安になります。

また、入院が必要になるケースは妊娠の後半であることが多く、この時期はおなかの赤ちゃんをおうちに迎えるための、家具や洋服などの準備を始められる頃でもあります。特に初めての赤ちゃんをお迎えする方は、ご自身の中に、こういうベビーベッドがいい、あるいはこういうお洋服がいい、などのプランをたくさん持っている方が多い。忙しい日々の中、これから生まれてくる赤ちゃんのために一生懸命にプランを考えていたことでしょう。

そのプランを自分で用意することができず、ご家族にメールやメッセージ、電話などを通じて説明しなくてはならないのは、それだけでつらいことです。それも、入院を必要としているのですから決して体調が良くない中で、希望をうまく伝えられないもどかしさを感じる方もいらっしゃいます。

## 妊娠期間は「チーム戦」！

急な入院になれば、こういった問題にぶつかるのは当然のことです。

では、一体どうすればいいのか。

妊娠すると、妊婦さんにはさまざまな情報が伝えられます。妊婦健診などの際に、妊娠高血圧症候群、妊娠糖尿病そして切迫早産などで入院となってしまうかもしれない可能性を伝えられると不安になるのは当然のことです。

大切なのは、入院という可能性を事前にイメージできているかどうかです。

できる限りでかまいませんので、早い段階から、「家庭の中にご自身がいない状態」での生活をイメージしていただき、ご自身が現時点で担っている役割を、パートナーやご実家の方に代わってもらうプランを考えていただければと思います。また、おなかの赤ちゃんをお家に迎えるための準備に関しても、ご自身以外の方が代わりに担う可能性を考え、あらかじめリストなどを作成しておくと良いと思います。

一方、パートナーを始めとするまわりの方もまた、妊婦さんの突然の入院による生活の変化に戸惑われますよね。

まずは、妊婦さんが先ほどお話しした〝もどかしさ〟を抱えていらっしゃることを思いやってください。そして、少しでもその〝もどかしさ〟の先の「妊婦さんご本人の考え」に耳を傾けてほしいと思います。

また、妊婦さんのパートナーとご実家などの接触が増え、そのことで妊婦さんが心配されることは先ほども書きましたが、もしかしたらパートナーや実家の親御さん自身も、その関係性に悩んでいらっしゃるかもしれません。

接触が増えると、お互いの以前まで知らなかった一面を知る可能性が高まり、お互いがお互いを嫌に思ってしまうこともあるでしょう。それまで良好な関係を築けていたのに、妊娠、入院をきっかけにうまくいかなくなってしまうことも珍しくありません。

しかし、パートナーがご実家への不満を、あるいはまたご実家の方がパートナーへの不満を、入院中の妊婦さんへ相談することは極力、避けましょう。

双方の板挟みになる妊婦さんは入院中です。何もできないもどかしさも感じ、悩んでしまうでしょう。それぞれのご家庭によってメンバーの人数は異なりますが、「妊娠期間中はチーム戦」という意識を持って過ごしていただければ、こうした不安も乗り越えられると思います。

## 「赤ちゃんが心配」なのはわかりますが……

入院された妊婦さんのご家族の方にもう一つ、お伝えしたいことがあります。

妊婦さんが入院された後、パートナーや実家のご両親が妊婦さんのおなかの赤ちゃんの状態について非常に不安になるのは当然です。特に出血などを伴っている〝切迫早産〟の場合は、その不安も大きくなるでしょう。

ただその一方で、妊婦さんご本人も当然、おなかの赤ちゃんの状態について不安になっていることは忘れないでください。

そもそも入院するような状態であるわけですから、病院の助産師さんや看護師さんも、入院当初は頻回に病室を訪問します。それでも、症状が安定してくることで段階的に助産師さんや看護師さんの訪問回数が減ることもあります。

実はそうして訪問回数が減ることによって、〝孤立感〟を抱かれる妊婦さんも少なくないのです。

おなかの赤ちゃんの状態が不安で、なおかつ孤立感を持っていらっしゃる妊婦さん。これは、ご本人へのケアが必要な状態です。

しかし、離れているご家族は、ご本人へのケアよりもメールなどを通じて「おなかの赤ちゃんは大丈夫？」とついつい聞いてしまいがち。

でも、よく考えてみてください。おなかの赤ちゃんに何かあった場合、必ずご本人からご家族に連絡があります。

ご家族は、入院中の妊婦さんとなかなか連絡がとれず、赤ちゃんの様子も心配でもどかしさを感じられているとは思いますが、メールなどでは赤ちゃんの心配をグッとこらえて、妊婦さん本人を気遣う言葉がけをするようにしてみてください。

# 妊婦さんの飲酒・喫煙

妊婦さんは基本的に、飲酒や喫煙はできないということは、ご存知の方が多いと思います。

最初に受診をした産婦人科から産後健診まで、一貫して飲酒や喫煙をしないように言われます。なぜならば妊娠中や授乳期の飲酒そして喫煙は、おなかの赤ちゃんの発育に悪影響を与えるおそれがあるからです。

## 禁酒・禁煙の大変さに思いを馳せる

確かに、妊娠したら、飲酒や喫煙は控えるべきです。

しかし、妊婦さんが禁酒、あるいは禁煙をするためにどれだけ努力されているのかは、あまり表には出ないことではないでしょうか？

妊婦さんの中には、もともとお酒が大好きで、「コロナ禍になる前は、仕事帰りは毎晩のように飲みに行っていました」という方もいらっしゃいます。お酒を飲んで、楽しく仲間と話して、また翌日の仕事を頑張っていた方もいるはずです。

あるいは、妊娠前はタバコを吸うそのわずかな時間だけがリフレッシュになっていたという方もいるでしょう。

外でランニングをする、美味しい食事を楽しむ、漫画を読みながらゴロゴロするなど、人によってリフレッシュの方法はたくさんあります。ある一部の方々にとっては、たまたまリフレッシュの方法が飲酒や喫煙だった、というだけのことなのです。

そんな方々が妊娠して、突然禁酒や禁煙をすることは決して簡単なことではない。

私はそのことに思いを馳せたいと思います。

「産まれてくる赤ちゃんのために」と自分に言い聞かせて、何とか飲みたくなる、吸いたくなる自分を抑えている。

その努力を、本当は家族に、まわりの人に、わかってもらいたい。

しかし、そんなことを言おうものなら「赤ちゃんがいるのだから当たり前でしょ？」などと言われてしまうことがわかりきっていて、なかなかまわりに言いにくい悩みであると思います。

## 別のリフレッシュ方法を探し当てる

妊婦さんやこれから妊娠を考えている方で、お酒やタバコが日々の楽しみという方。

そんなみなさんには、「お酒やタバコをやめる」というよりも、「ほかのリフレッシュ方法を見つける」という考えを大切にしていただきたいのです。

私の担当する「周産期のこころの外来」には、禁酒や禁煙にとても苦しんでいる妊婦さんがたくさんいらっしゃいます。

そのような方とは、ご本人の「過去」に焦点を当てて話を重ねるようにしています。

「過去、何かハマった趣味はないか？」「何か別のリフレッシュ方法を持っていなかったか？」などを、本人の負担を考慮しながら一緒に確認して、ほかのリフレッシュ方法を見つけるのです。

話をする中で「そういえばこんなことをやっていたなぁ」というものを思い出し、久しぶりにやってみることが妊娠中の良いリフレッシュになってくれることもあります。

たとえばある方は妊娠前、仕事でストレスが溜まったときは喫茶店で一人で過ごすことをリフレッシュにしていたそうですが、妊娠してからは喫茶店に行くという発想がなかったそうです。しかし、再び喫茶店に行くようになったら気持ちが楽になったと話してくれました。

この本を読んでくださっている妊娠中のあなたも、もしかしたら妊娠前、ご自身のリフレッシュ方法を自然と確立していらしたかもしれません。少し思い出してみてくださ い。そしてもしその方法が妊娠中にもできることならば、ぜひ試してみていただきたいなと思います。

もし今まで特にリフレッシュ方法を持っていらっしゃらなかった方は、ぜひ妊娠期間の早い段階で色々な方法を試して、ご自身に合う方法を見つけてみてください。

繰り返しになりますが、お酒やタバコを楽しみたい妊婦さんが禁酒や禁煙をすることは、すなわち「リフレッシュ方法を失っている」のだという視点を、大切にしていきましょう。

## 正論をぶつけるのではなく――

「妊娠したのだから禁酒や禁煙は当たり前」という正論、あるいは「飲酒や喫煙も我慢できないのに育児ができるのか」など妊婦さんを追い詰める意地悪な言葉を妊婦さんに押し付けるのではなく、一人ひとりの妊婦さんが禁酒や禁煙に相当に苦労していることに思いを馳せていただきたいと思います。

その上で妊婦さんに向けて発する言葉が、妊婦さんを思いやった言葉なのか、それともおなかの子どもへの影響に関する不安故の言葉なのかを考えていただきたいと思います。

「妊娠したのだから禁酒や禁煙は当たり前」は正論です。

しかし、妊娠中なのに飲酒や喫煙を続けている方に対して、もしその妊婦さんへの思いやりがあれば、その正論を言う前に妊婦さんの気持ちを聴けるはずです。

妊婦さんの気持ちを聴く前にその正論を放ってしまう人は、おなかの中の子どもへの影響に対する不安が強くて、眼の前の妊婦さんのつらさに寄り添う視点を忘れてしまっているのかもしれません。

## パートナーが飲み会に行ってしまうとき……

また、もう一つ大切なのが、妊婦さんのまわりの方とお酒との付き合い方です。

もともとお酒が好きだけど妊娠してから我慢している妊婦さんの中には、たとえ言葉に出さなくても、常々「本当はお酒を飲みたいのになぁ……」と思っている方もいるでしょう。

そのような妊婦さんと一緒にとる家族の食事の中で、ほかの方、たとえばパートナーや親が楽しそうにお酒を飲んでいたら。楽しそうに頻繁に飲み会に出かけていたら。妊婦さんは悲しさ、怒り、そして孤独を感じるかもしれません。

喫煙についても、同様のことがいえます。

もちろん、妊婦さんのパートナーさんの中には、仕事上どうしても飲み会に参加しないといけない、などの事情がある方がいるかもしれません。

そんなときでも大切なのは「妊婦さんの気持ちを聴く」ことです。

パートナーは外で飲み会に参加、あるいは喫煙をする。一方妊婦さんも本当はお酒も飲みたいしタバコも吸いたい気持ちがあるけれど、赤ちゃんのために我慢をしている。

話し合いのないままこの状態が続くことは避けたいところです。

まずは妊婦さんのお酒に対する考えやパートナーが飲み会に参加することに対する気持ちを聴いてから行動していただきたいのです。

話を聴く姿勢があるだけで、妊婦さんの気持ちや、お二人の関係は変わってくるはずです。

# 二人目以降の妊娠

この本を読んでくださっている方の中には、一人目のお子さんの出産をすでに終えられて二人目の妊娠を考えている方や、二人目以降の赤ちゃんを今妊娠されている方もいると思います。

すでに上の子の出産を経験されているため、その妊産婦さんのまわりの方々は「一度出産を経験しているから大丈夫だろう」と少し油断してしまいがちではないでしょうか？　また、もしかしたらそれは、妊産婦さんご自身も同様かもしれません。

しかし、ここで油断してはいけません。

二人目以降の赤ちゃんを妊娠されている妊婦さんの産前産後のメンタルヘルスも、初めての妊娠をされている妊婦さんのメンタルヘルスと同様に丁寧にサポートする必要があります。

そこで本項では、二人目以降の赤ちゃんを妊娠されている妊婦さんの産前産後のメンタルヘルスにおいて、注意しておきたいポイントをお伝えいたします。

## 初めての妊娠・出産と、今回の妊娠・出産の違い

二人目以降の赤ちゃんを妊娠されている方は、確かにすでに妊娠・出産・育児を経験していらっしゃいます。

しかし、だからといって、決して油断できるものではありません。

まず、上の子がそばにいる状態での妊娠は、育児との両立が求められる点で非常に大変です。それだけでなく、以前の妊娠中にはつわりがなかったのに、「初めてのつわり」に苦しむ方もいらっしゃいます。

さらに今回の妊娠中は、以前にはなかった妊娠高血圧症候群や妊娠糖尿病、切迫早産の状態にあるかもしれません。

このような「以前の妊娠との違い」はその妊産婦さんが「すでに出産を経験している」ゆえに、なかなか目立ちにくいことといえます。

また、初めての妊娠・出産期間を順調に過ごされ、今回、二人目以降の妊娠期間も順調に過ごされているように見える妊産婦さんであっても、家族をとりまく状況が変わっているということもありえます。

たとえば、初めての妊娠・出産と今回の妊娠の間で、「妊産婦さんご本人のお母さんがお亡くなりになっていた」とします。

初めての妊娠・出産のときは、産前産後そのお母さんが妊産婦さんの育児を万全にサポートしてくれていたが、今回の妊娠の前にそのお母さんがお亡くなりになった。そして今回の妊娠になり、前回サポートしてくれたお母さんはいらっしゃらないことに直面します。それでも、妊産婦さんご本人もまわりの方々も、「もう妊娠・出産は経験済みだから、なんとかなる」と考えるかもしれません。

しかし産後、上の子がいる状況での育児に直面し大変になったときに、初めての育児のときにサポートしてくれたお母さんのことを急に思い出すようになり、苦しくなってしまうこともあります。

このように、実際には一人目と二人目以降の妊娠・出産はまったく違います。そもそも妊娠・出産は毎回、まったく違うものです。

「二人目（以降）だから大丈夫」といった思い込みが、二人目以降の赤ちゃんを妊娠されている妊産婦さんの苦しさを見えにくくしてしまいます。

では、二人目以降の赤ちゃんを妊娠されている妊婦さんが抱える「隠れた、見えにくい」苦しさを、妊産婦さんのまわりの方が気付きサポートするためにはどのようなことを意識すればよいでしょうか。

## 「妊婦」である前に、一人の「人間」であることを大切にしたい

女性が妊娠をすると、産婦人科に行き、市役所で母子健康手帳をもらい、保健師さんや助産師さんなどと妊娠、出産、育児に関する話を多くするようになります。

また、どこかのタイミングで家族や職場の方に妊娠を知らせることになり、そうなると家族や職場の方とも妊娠、出産、育児に関する話を多くするようになるでしょう。もちろんそれは当たり前のことで、相手に悪気のないことが多いです。

しかし、その方の今回の妊娠前の生活、妊娠中の「妊娠以外の生活」に思いを馳せることも重要です。妊娠したからといって急に「妊婦」さんとしてだけ扱うのではなく、一人の「人間」であることを、まわりの方にも大切に考えてほしいのです。

一人の女性が妊娠をする前の状況は千差万別です。

妊娠するために長年不妊治療に取り組まれてきた方。一人目の子どもに兄弟姉妹が必要と考えていたけれど、予想外に早いタイミングで妊娠された方。流産や死産を経験されたあとに妊娠された方。

それぞれまったく違う状況と、その方の今回の妊娠前の生活によって、妊娠に対する感情もさまざまです。

予想外の妊娠であったけれど、妊娠をした喜びを強く感じている方もいれば、妊娠を強く望み不妊治療をしてきたけれど、いざ妊娠してみるとまったく実感が湧かず戸惑っている方もいます。

そして、それらの感情は同じ妊婦さんであっても、上の子の妊娠のときと異なる可能性もおおいにあり得るのです。


しかし、妊娠をすると産婦人科受診、母子健康手帳の発行、妊婦健診、出生前診断を受けるか受けないかの決断など、次々と妊娠・出産・育児に関する〝イベント〟を消化しなければなりません。

そのイベントの流れは、その方の妊娠前の状況や妊娠をされた際の反応の多様さに比べると、やや画一的といえるかもしれません。だからこそ、妊婦さんのまわりの方が、よりいっそう慎重に「妊婦さんがその画一的な流れについていけているのか」を確認する必要があります。イベントが多いときこそ、妊婦さんがそのイベントに対してどのような感情を抱いているのか、きちんと消化できているのか、丁寧に確認する時間を取ることをおすすめします。

二人目以降の妊娠の場合は、どうしてもまわりの方々は「油断」してしまいがちなので、より意識して確認する必要があると私は考えます。

## 妊娠中のつらい気持ちを取り除くことが、産後につながる

まわりの方がその方を「妊婦さん」ととらえて、先に迫る出産の時期を想像しながら前向きに話しかけている間に、妊婦さんご本人は妊娠に対する戸惑いや、仕事、そして育児との並行がうまく進まなくなるという不安を抱えているかもしれません。もしかしたら、すでに仕事や育児との並行で悩んでいることがあるかもしれないのです。

このような妊娠中の妊婦さんの「取り残されている感じ」が、産後まで長く続いてしまうことを防ぎたい。そのためには、妊婦さんの不安や悩みを、できるだけ早めに発見して対処することが重要です。

これまで書いてきたように、妊娠するまでの期間、そして妊娠してから出産するまでの期間を、妊産婦さんはそれぞれ、さまざまな葛藤を抱えながら過ごされています。

二人目以降の妊娠期間が以前の妊娠生活と比較し大変であることも、葛藤の材料になり得ます。それらの葛藤が大きければ大きいほど、産後の育児に困難を抱え、その結果、

お母さんがつらい状態になってしまう可能性もあります。

大切なのは「妊産婦さんを焦らせない」ことです。

以前の妊娠・出産期間中にはメンタルヘルス不調を認めなかったけれど、今回の妊娠期間に苦しさつらさを抱える妊産婦さんがいたら、最初の妊娠・出産と今回の妊娠・出産はまったく別物と考えましょう。なぜメンタルヘルス不調となっているのか、その原因を、妊産婦さんご本人と一緒に考えたいところです。

もちろん、原因にたどり着けるとは限りませんが、妊産婦さんと一緒に考えるプロセスによって、妊産婦さんの孤独感を少しでも和らげたいと思います。

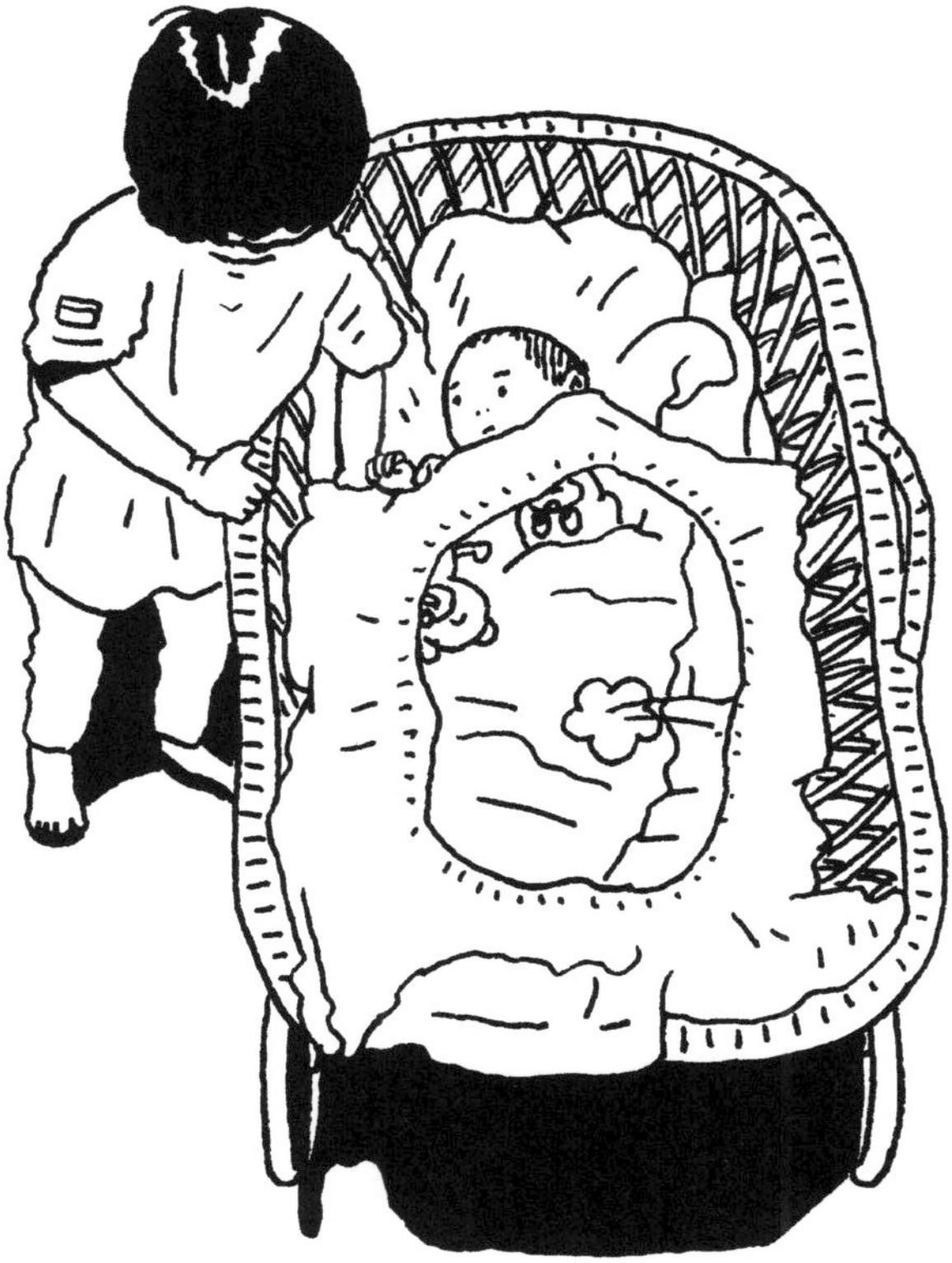

# おなかの赤ちゃんを失うということ

妊娠がわかると、多くの方は大体このぐらいの時期に赤ちゃんが産まれて……など、赤ちゃんと一緒の生活を想像されることと思います。

そして、産婦人科で赤ちゃんの心拍確認をしてもらい、母子健康手帳を受け取り、そこからいよいよ想像がより現実味を帯びていきます。

まわりのご家族やご親族も元気な赤ちゃんに出会うその瞬間を楽しみにされることでしょう。

しかし残念なことに、妊娠をしたら必ず元気な赤ちゃんが産まれてくるとは限りません。

妊婦さんのおなかの中で赤ちゃんが死んでしまい、「流産」や「死産」となる可能性は、どうしてもあるのです。

医学的には、妊娠22週より前に妊娠が終わることを流産と、そして妊娠22週以降が死産と定義されています。

もちろん、私たち医師も、すべての赤ちゃんが元気に産まれてきてほしい。しかし、たとえば死産は赤ちゃん50人のうちに1人の確率で起こってしまうとされています。これは、決して低い確率とはいえません。

ここでは、おなかの赤ちゃんを失うということについて、考えていきたいと思います。

## 「過去」と「事実」を結びつけてしまう

おなかの赤ちゃんを失った方のほとんどが、その直後からつらさを感じます。食欲がなくなったり、眠れなくなってしまったりする方も多く、その負担は女性に大きなダメージを与えます。

そして、そのダメージを受けながら、ご自身の妊娠から流死産までの「過去」を振り返ってしまい、悲しい事実と自身の過去を結びつけてしまうことがあります。

たとえばその方は、妊娠中、上の子の育児と並行しての妊娠でとても疲れてしまい、イライラすることが多かったかもしれません。あるいはつわりの症状に苦しめられながら仕事をすることで、妊娠自体を肯定的にとらえられない時期もあったかもしれません。流死産の原因のほとんどは染色体や胎盤の問題などであり、そのような「過去」は当然、医学的に流死産とは結びつきません。

しかし、おなかの赤ちゃんを失われた方の中には、どうしても、自身の妊娠生活と流死産を関連づけて考えてしまい、自分を責めてしまう方が少なくないのです。

実際に、そんなふうに思っている方がこの文章を読んでいらっしゃるかもしれません。自分を責めてしまう状態を抜け出すことは、もちろん簡単なことではありません。そしてその気持ちをまわりにはきだしたくても、「そんなことを言わないで」などと言われてしまい、なかなかまわりの方に言いにくくなってしまうこともあるでしょう。

しかし、そのような方はあなただけでは決してないことだけは、断言します。

そして、「時間が経つこと」がほんの少し、その苦しさを和らげてくれるかもしれない。

今はつらく、苦しくても、そのことだけは、どうか覚えておいていただきたいと思います。

## つらさと同時に抱えている「未来への不安」

おなかの赤ちゃんを失った方がつらさと同時に抱えていることは、「過去」だけとは限りません。「未来への不安」も抱えている可能性があります。

その未来の中には、「次の妊娠」も含まれます。

妊娠成立にいたるプロセスは、決して簡単なものではありません。もしかしたら長い間ずっと不妊治療に取り組まれ、やっと妊娠をされたのかもしれません。今回の経験をつらく感じながらも、一方で年齢を考え、次の妊娠へのプロセスを早い段階から考えなくてはならないと思い、その狭間で苦しんでいるかもしれないのです。

まわりの方からすると、妊婦さん自身のからだやこころを心配する気持ちから、本当は流死産によるつらさをじっくりと時間をかけて癒すことを重視してほしいという気持ちもあるでしょう。「次の妊娠はしばらく先で良いのでは？」と促すほうが良いと考えるかもしれません。

しかし私は、ここでも大切なことは、目の前のつらい経験をされた方の「心の整理」をお手伝いする姿勢だと考えています。

つらさを抱えながらも、妊娠可能な時期を重視し、次の妊娠の準備を早めに開始する選択肢も、現実的な考えです。

流死産のつらさと、妊娠可能な年齢は分けて考えないといけません。

実際に、そのように行動し、次の妊娠・出産をされた方も多くいらっしゃいます。

流産や死産によるつらさ、そして妊娠にいたるまでの難しさは、一人ひとりで大きく異なります。大切なのは、目の前のつらい思いをされた方が、その方にとって「最善の選択肢」を取れるようにサポートすることです。

## 「赤ちゃんが帰って来てくれたね」という言葉の危うさ

つらい経験の後、一定の時間が過ぎて、その方は次の子を妊娠するかもしれません。

もちろん、妊娠をしたいと願い、それがかなったことはとても喜ばしいこと。しかし、つらい経験をしていると、次の妊娠期間はとても緊張が強い期間となります。

特に前回流産、死産となった週数に近づいてくると、たとえば日々の胎動の変化にもとても敏感になることもあるでしょう。普段より少し胎動が少ないように感じただけでも不安が強くなってしまいます。

前回の妊娠で「上の子」が死産となってしまったとしても、その「上の子」は決して〝いなくなってしまった〟わけではありません。

家の中にはおそらく写真が保管され、飾られていることもあるでしょう。その写真は死産後のわずかな時間に撮影したとても貴重な写真です。決して「上の子」がいなくなったわけではなく、死産から時間が経てば経つほど、お母さんの心の中における「上の子」の居場所が、少しずつ落ち着いてくるのだろうと思います。

流死産を経験した方の次の妊娠に対して、「(流死産した) 赤ちゃんが帰って来てくれたね」という言葉をかける方が、少なからずいるようです。

その言葉は、せめてその妊婦さんがどのような考えや思いを持っているかを十分に理解してからかけたほうが良いと思います。

その妊婦さんは、妊娠して出産が近づいてくればくるほど、子どもが生まれてくる実感が増してくるでしょう。そして、もしかしたらその実感が増すにつれて、心の中にいる「上の子」と心の距離が離れてしまう、どこか遠くに離れていってしまうことを、密かに恐れているかもしれないのです。

## 誰かに聞いてほしかった

ここまで書いてきた中で、つらい思いをした妊産婦さんの「まわりの人」にあたる人が、パートナーであることもあると思います。

ただ、そのパートナーも「子どもを失っている」ことを忘れないようにしていただきたいです。このことは、第3章でも詳しく触れていきたいと思います。

最後にお伝えしておきます。調査研究によると、流産や死産をされた方のうち、「誰かにもっと話を聞いてほしかった」方は83・8％で、「行政の相談窓口に相談した」方はわ

ずか5・2%でした。※1

つまり、赤ちゃんを失う経験をされたほとんどの方は、「誰かに相談したかったのにできなかった」ともいえるのです。

この本では繰り返しお伝えしていますが、こころのケアで大切なことは、「話にじっくり耳をかたむける」ことです。

赤ちゃんを失ってつらい気持ちはそう簡単には変わらないものですが、おなかの赤ちゃんを失いつらい思いをしている方の言葉をじっくり聴いて下さる方が少しでも増えることを、心から願っております。

※1 令和2年度子ども・子育て支援推進調査研究事業
流産や死産等を経験した女性に対する心理社会的支援に関する調査研究

# 妊産婦さんへかける言葉

本項は、妊産婦さん本人というよりも、そのまわりのみなさんに読んでいただきたい、妊産婦さんへかける言葉のお話です。

妊産婦さんは妊娠中、初めての育児がうまくいくだろうかと不安になりながらも、どのように育児をしようかとイメージをふくらませています。

特に初めての出産を迎えられる妊産婦さんは、助産師さんから話を聴いたり、一生懸命本を読んだり、ネットで調べたりしながらなんとか育児のイメージを作ろうとするでしょう。

もちろん育児をした経験がないのだから、そのイメージがいわば「現実的ではない」

場合もあります。

そしてそのイメージや出産後の実際の育児の様子に対して、育児経験のある方、たとえば妊産婦さんのお父さんやお母さんからすると、思わず口を出したくなることもあると思います。

口を出すことでその妊産婦さんの妊娠生活や育児が良い方向に進めば、それはもちろんOKです。しかし妊産婦さんは、実際に出産すると、産前の自分の育児に対するイメージと現実との違いに思い悩みながらも、一生懸命に育児に向き合っていきます。

まずはその妊産婦さんの育児を丁寧に見守っていただきたいなと思います。

妊娠、そして出産は、漠然と「幸せなこと」というイメージがあります。

もちろんそれはとても大切なイメージです。

しかしすべての妊産婦さんが、なんの屈託もなく幸せだと思うことができているわけではありません。

そして幸せだと思えるからといって、つらさがないわけではありません。

大切なことは妊産婦さんそれぞれの「本当の気持ち」に寄り添うことであり、「妊娠や出産は幸せなもの」というイメージを押し付けることではないのです。

まわりが妊産婦さんに「妊娠・出産・育児は幸せ」というイメージを押し付けてしまうと、妊産婦さんは批判されることを恐れて、自分のこころのつらさを言い出しにくくなってしまいます。

ここからは、いくつか具体的な妊産婦さんへかけがちな言葉を紹介しながら考えてみたいと思います。

## 「妊娠中、そして母親は、つらい、苦しいなどと言ってはいけない」

これは、もしかしたら、一つの〝教育〟として語り継がれる言葉かもしれません。「つらい、苦しいなどと言ってはいけない」。この言葉をかたくなに守り、妊娠・出産・育児をこなされた方々がたくさんいらっしゃいます。

先の時代の方々がそうされてきたことについては、心の底から尊敬します。

ただ、私は、すべての妊産婦さんのために、この言葉を減らしていきたい。

私たちが専門とする妊産婦さん、周産期メンタルヘルスのサポートのスタートは、この言葉を信じていらっしゃる妊産婦さんのこころを柔らかくすること。

そして妊産婦さんが、つらさや苦しさを勇気を出して教えてくれたら、私たちは全力を尽くしてそのつらさ、苦しさを少しでも軽くするサポートをします。

「つらい、苦しい」と妊産婦さんが発することは、とても大切なことです。

## 「おなか、大きくなりましたね」

「どうして？」と思われるかもしれませんが、妊婦さんに対する「おなか、大きくなりましたね」という声かけは慎重に考えるべきだと思います。

妊婦さんの気持ちを丁寧に考えていきましょう。

おなかが大きくなることで妊婦さんは、「赤ちゃんが成長している安心感」や「赤ちゃんがおなかにいてくれることの喜び」を感じることもありますが、それだけではありません。「出産が近づくことへの恐怖」や「自身の体型変化に対するつらさ」などを抱くことが少なくないのです。

そしてそれらの程度は、妊婦さんによって異なります。つらい方は本当につらい。「おなかが大きくなった」ということの喜びを、つらさが簡単に上回ってしまうこともあります。

そして、妊娠後期の〝息苦しさ〟を抱える妊婦さんは少なくありませんが、この息苦しさは、赤ちゃんや子宮が大きくなって肺が圧迫されることによる物理的な要素がまずあるでしょう。ただそれだけでなく、体型変化や出産育児に対する不安による精神的な要素が絡み合う、本当に難しく、繊細なつらさでもあるのです。

繊細だからこそ、妊産婦さんに対して「おなか大きくなりましたね」は、あえて言う必要のない言葉だと私は思います。

## 「お母さんはみんな同じだよ」

産後のお母さんが「赤ちゃんの泣き声を聞くのがつらい」という言葉を発したとき、まわりの方はつい、「お母さんはみんな同じだよ、頑張ろうね」などと答えてしまってはいないでしょうか。

一見すると正しいこの返事ですが、「一般的に赤ちゃんは泣くものだから」という前提からの返事であって、お母さんの言葉を聴いた上での返事ではありません。大切なのは、その先にあるお母さんの気持ちです。

「赤ちゃんの泣き声がつらい」というお母さんの言葉は、お母さんが発したＳＯＳ。同じ「赤ちゃんの泣き声がつらい」という訴えでも、〝どうして泣いているかわからないからつらい〟、〝一人で対応するのがつらい〟、〝単純に大きい音がつらい（感覚の問題）〟など、人それぞれ理由はまったく異なります。

決して、「お母さんはみんな同じ」ではないのです。

それでも「お母さんはみんな同じだよ」というなぐさめの言葉でおさめてしまうと、解決できることもできなくなってしまうことがあります。

たとえば、今ここで挙げたうち、もし、〝単純に大きい音がつらい（感覚の問題）〟ことが大きな原因なら、入ってくる音のボリュームのコントロールをする（別の人が育児を担当できる時間に赤ちゃんと過ごす部屋を分ける等）ことで対応できるかもしれません。

せっかくそのような対応が可能なのに、まわりの方からの「お母さんはみんな同じだよ、頑張ろうね」という言葉と対応によって、「別の人が担当できる時間に赤ちゃんと別々の部屋で過ごす」ことに、お母さんは罪悪感を感じてしまうかもしれません。

## 「少し様子を見ましょうね」

この言葉は特に私たち医師や助産師さん、保健師さんが、妊産婦さんにかけることが多い言葉です。

赤ちゃんの発達には個人差がありますが、その発達の進み具合に関するお父さん、お母さんの不安にも個人差があります。私たちが赤ちゃんの発達や様子に関してそんなお父さん、お母さんに「少し様子を見ましょうね」と言葉をかけるタイミングはとても難しい。

私たちの「様子を見る」、つまり〝経過観察〟は科学的な根拠や医学的な見地から一つの選択肢ではあります。

しかし、お子さんの一挙手一投足が気になり不安になっているお父さん、お母さんにはその感覚は伝わりにくいでしょう。「様子を見る」＝〝(この状況に) 何もしない→後悔するかも〟という不安になり得る言葉です。

これはあくまでも個人的な考えではありますが、私たち医師などが目の前の赤ちゃんに関して〝経過観察〟の選択をするならば、まずはお父さんお母さんの不安を十分にお聴きした上で、「次の健診まで様子を見ます」など、その様子を見る期限をしっかりとお伝えする必要があると思います。

また、細かいところではありますが「様子を見ましょう」などと、「しょう」をつけてしまうとその感覚の違いを飛び越えて、不安でいっぱいのお父さんお母さんに何か決定を押し付けてしまう印象があります。さらには語尾に「ね」を加えるとその押し付けをより強めてしまうような気がします。

まだまだお父さんお母さんの育児方法の確立が不安定な段階では、お父さんお母さんへの助言は育児を助けるどころか、混乱を引き起こす可能性があります。

その混乱を引き起こす可能性は、私たち医師や助産師さんのように、妊産婦さんに対して何かを伝える立場の人間も、常に考えておかないといけません。

私たちが妊産婦さんに話した内容が、もしかしたら妊産婦さんの育児に役に立ったかもしれない。

一方、もしかしたら、妊産婦さんご自身の考えている内容あるいは（妊産婦さんの）お父さんやお母さんなど、まわりの方が妊産婦さんに伝えた内容と食い違い、混乱を招いてしまったかもしれない。その可能性は、常にあります。

この混乱の可能性を少しでも低くするためにはやはり、まずはまわりの方が妊産婦さんの話を聴くことが大切です。

どれだけ聴く側の考えと食い違っていても、その育児の中心は間違いなくその妊産婦さんです。

妊産婦さん自身のイメージした育児と実際の育児が少しでも近づくようにお手伝いしたいと思います。そしてそのお手伝いをするための言葉がけの仕方も、日々磨いていきたいなと思います。

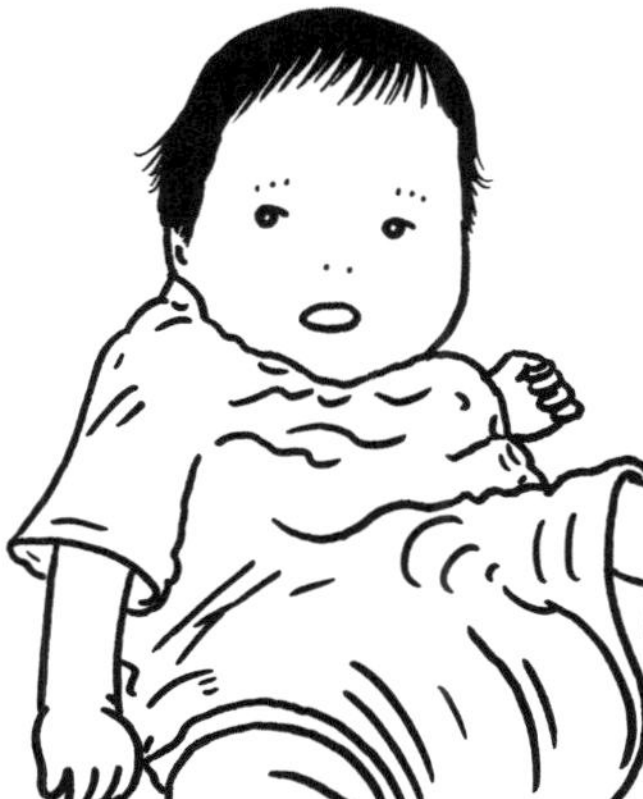

Column

# 長女の育児に関わらなかった私

ここで少し、私自身の話をさせてください。

私はもともと東京で、子どもの手術を担当する医師として働いていました。現在は長女、次女、長男がおり、長女が生まれたのは2017年のことです。出産場所として選んだのは自分が小児外科医として勤務していた東京の病院の産科病棟。産婦人科と私たち小児外科はお互いに協力し合う関係です。小児外科の病棟の一つ上の病棟が産婦人科病棟でした。

当時私は、すぐに勤務先に行けるように病院から徒歩3分のアパートに住んでいましたが、陣痛が来た妻を、タクシーではなく徒歩で付き添って病院に連れて行きました。それが正しい行動であったのか、今でも自問自答しています。

幸い長女の出産に立ち会うことができましたが、当時は「妻の産後のケアをする」「育児に参加する」という発想がありませんでした。妻の出産翌日も、同じ病院の中にはいるものの、普段通り手術に臨み、手術やその他の仕事が終わった後に少し顔を出す程度です。

妻は産後、自身の実家に里帰りし、幸い両親のサポートを受けることができましたが、私はとにかく日々、少しでも手術がうまくなること、論文を書くことに自分なりに一生懸命。それが医師としての自分のやるべきことであると考えていました。長女の初期の育児には恥ずかしながら、ほとんど関わっていませんでした。

✤

2018年に次女が生まれた頃から、小児外科医としてこれまで患者さんの「身体」と向き合ってきた中で、「からだ」だけではなく、「こころ」も診ることができる医師になりたいという気持ちが強くなりました。自分の日々の診療行動において、子どもやその親の「こころの不調」に気付いたものの、そのケアをする余裕も技術もなくて対応できない、そのようなことが重なっていくと、なんだか「機械」のような医師となっているのではないかと不安を覚えたからです。

また妻と二人の子どもと暮らす上で、まわりに自然がたくさんある環境で生活したいという気持ちも芽生えました。

いくつかの選択肢を検討した中で、ご縁があって2018年に信州松本に家族で引っ越しました。松本には本当にたくさんの広い公園があり、子どもたちも喜んでくれました。

ただ、東京にいた頃は、育児を夫婦それぞれの実家がサポートしてくれていました。引っ越しをした後、そのサポートがなくなり、そこで初めて自分がいかに育児を妻に任せてきたかを知ることになります。

そこで改めて、自分のいたらなさを痛感しました。その時点で、きちんと育児に向き合おうと決心したのです。

とはいえ、信州松本に移住してからもしばらくの間、平日は信州大学医学部附属病院で精神科の仕事をして、週末は東京で小児外科の手術を行う生活をしていました。しかしコロナ禍で東京との往来が制限されてしまいます。週末に東京に移動して手術するという生活ができなくなってしまいました。

それをきっかけに小児外科医としての仕事はいったんおしまいにして、精神科領域・メンタルヘルス領域一本で仕事しようと決心しました。

✤

そんな中、2021年に長男が生まれました。松本の温かい友人たちのサポートのおかげですくすく成長しています。

妻が仕事で不在のとき、一人で子ども3人の面倒を見る経験をすると、ごはんを用意すること、洗濯物を干すこと、ごみを捨てること、それら一つの行為だけでも親が一人ではとても大変な作業であることを理解することができます。自分自身が実際にやってみるまでは想像できなかったことでした。

また医師には、夜中の患者さんの急変に備えて病院に泊まる「当直」という仕事があります。東京にいた頃は正直、そのことについて何も感じませんでしたが、今は当直中に、家では妻がどれだけ大変な思いをして子どもたちを守っているかに思いを馳せながら当直業務にあたっています。理想とはまだまだ程遠いけれど、精進したいと思います。

このように、私自身が、以前は育児というものにまったく向き合っていなかった人間です。

しかし、だからこそ、父親が育児をすることの大切さを理解することができ、今の仕事に一生懸命取り組むことができています。そして、育児に向き合いたいけれど向き合えていない父親の気持ちも理解できますし、仕事人間だった人も育児に向き合うことができることも実感しました。

育児をしなかった自分の過去をたまに思い出しながらも、周産期メンタルヘルス専門の医師として、妊産婦さんのメンタルヘルスという観点から父親が積極的に育児に参加することがとても大切だと声を大にしてみなさんにお伝えしたいのです。

# 2

✤

# 出産後のこころのこと

## 2章をこれから読んでくださるみなさんへ

1章の最初に、妊産婦さんが「妊娠したこと」をどう考えているか、どう捉えているか、いろいろなパターンがあることをお伝えしました。それぞれのパターンは、「出産」に至ったとき、さらに枝分かれをしていきます。

妊娠期間中は心身ともに順調で赤ちゃんに早く会いたかったけれど、いざ出産すると実感がまったく湧かず戸惑っている方。

出産後の育児指導についていけないと感じていて、同じ頃に出産したほかの妊産婦さんの順調そうな様子を見て、苦しんでいる方。

妊娠中に人工妊娠中絶を考えたものの継続を選んで出産できたけれ

ど、一度は迷ったことへの罪悪感が産後に突然強くなってしまった方。

それぞれの妊産婦さんにはそれぞれのストーリーがあります。
どれだけ妊娠中が楽しくても産後につらさを抱える方もいらっしゃれば、その逆の方もいらっしゃいます。

まわりの方々の温かな視線が「赤ちゃん」に降り注ぐ中で、産後の苦しさを吐き出せない妊産婦さんがもしかしたらこの本を読んでくださっているかもしれない。

そんなとき、この章がほんの少しでもお役に立つことができればと思います。

# 赤ちゃんがかわいいと思えない

「出産後のこころのこと」を考える章の最初にまず、産後の女性から聞こえる「赤ちゃんがかわいいと思えない」という言葉について考えてみたいと思います。

「赤ちゃんがかわいいと思えない」。この言葉を聞くことは、決して珍しいことではありません。

妊娠前、そして妊娠中、さまざまな困難を乗り越えて出産をされたお母さんが全員、赤ちゃんを最初からかわいいと思えるわけではありません。そしてさらに、家族や親族、あるいは友人などに対して、「赤ちゃんをかわいいと思えない」「赤ちゃんをかわいいと思えるときと思えないときがある」などと話すことは、とても勇気がいることです。

赤ちゃんをかわいいと思うこと、かわいがることがいわば〝当たり前のこと〟と考える方は多いと思います。

産後の女性から、「赤ちゃんをかわいいと思えない」と言われると、「かわいいと思うことが当たり前」、「なんでそんなことを言うの?」、「赤ちゃんがかわいそう」などと返答してしまうことも多いのではないでしょうか。

ただ、産後の女性の立場から考えてみると、そもそもご本人も、〝赤ちゃんをかわいいと思えるのなら思いたい、なのにかわいいと思えない〟、そのギャップに悩んでいるのです。

## それは「こころのSOS」なのです

先ほど例にあげた「赤ちゃんをかわいいと思えるときと思えないときがある」という発言は、実際に私が「周産期のこころの外来」で聞いた言葉です。「かわいい」「かわいいと思えない」の間で揺れ動く様子が、その悩みを特に表しています。

こういった悩みがあるとき、まだ母親になりたての段階なのに、「こんなことを考えるなんて、母親に向いていないかもしれない」と考えてしまう方もいらっしゃるでしょう。

その考え方はいったん、捨てましょう。

「赤ちゃんをかわいいと思えない」と思うことは、母親失格などではまったくなく、その産後の女性の「こころのＳＯＳ」なのです。繰り返しになりますが、「赤ちゃんをかわいいと思えない」気持ちと「母親失格なのでは」という不安は、どうか切り離してください。

産後の女性から「赤ちゃんをかわいいと思えない」と相談された方にもわかっておいていただきたいのですが、産後の女性は、「赤ちゃんをかわいいと思えない」なんてまわりに言ったら、否定されてしまう可能性もわかっています。

それでも、その言葉を聞かせてくれたのだとしたら。それは、たった一人でその悩みを抱え込んでいてもどんどん悪いほう、悪いほうに考えてしまって苦しくて、誰かに相談したいからです。その相手に、あなたを選んで相談してくれたのかもしれません。

もしそのような相談を受けたら、感情的、反射的に「なんでそんなことを言うの？」などと返すのではなく、産後の女性が勇気を持って、あなたを選んで相談してくれた、ということを大切にしてください。まずはその方の声に耳をかたむけてほしいのです。

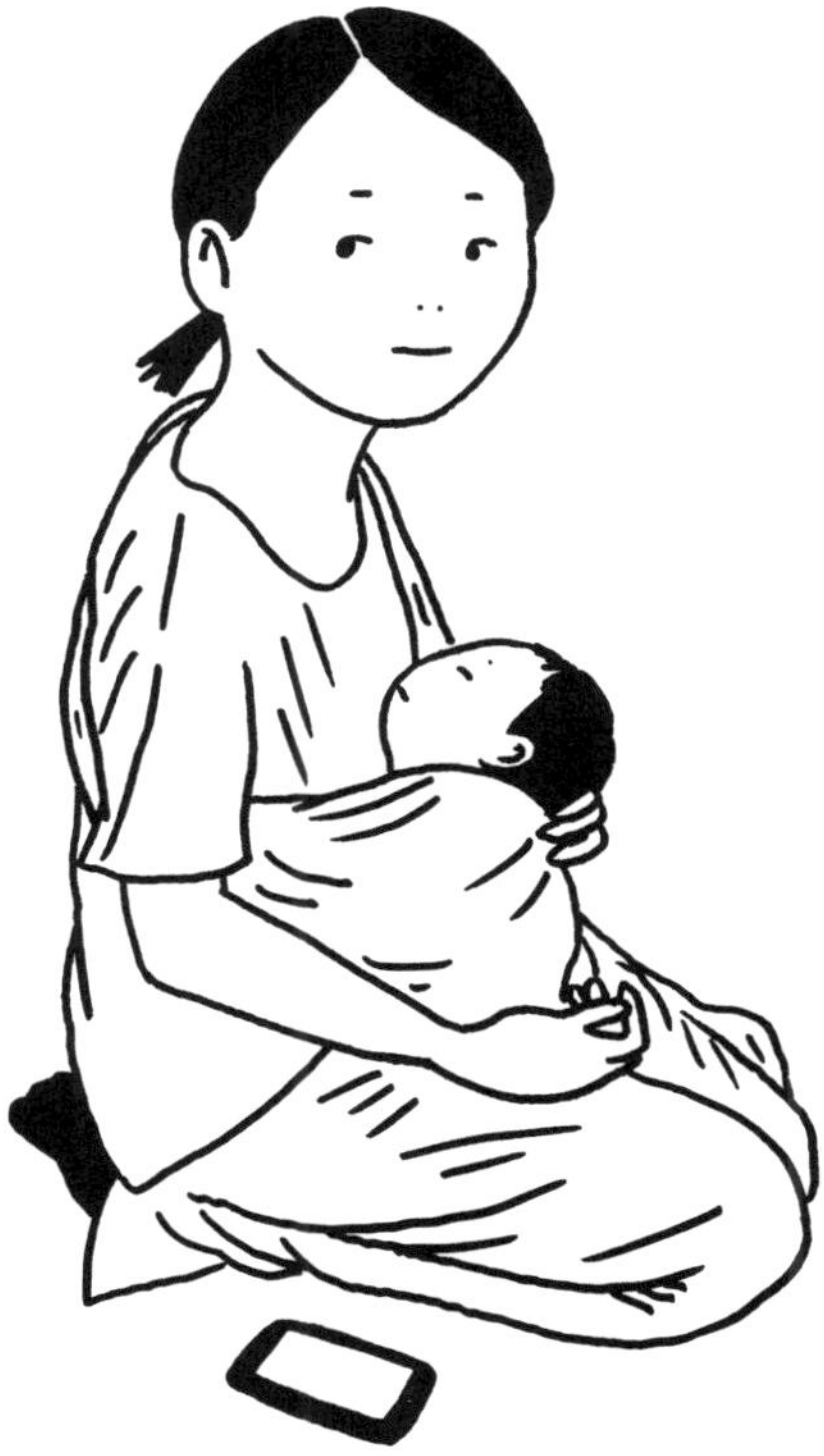

## 話を聴くときのポイント

繰り返しになりますが、「赤ちゃんをかわいいと思いたいのに思えない」は産後の女性のメンタルヘルス不調のSOSです。

もし話を聴こうと思っても聴くべきポイントがわからなかったら、ぜひ次の4点を中心に聴いてみてください。

1. その産後の女性への育児に関するサポートは万全か？
2. もしもともと精神科にかかっていたなら、産前産後はきちんと治療していたか？
3. 今回の出産の前に、死産や流産を経験していないか？
4. 今回の妊娠中に切迫早産などで入院をしていなかったか？

もちろん「赤ちゃんをかわいいと思いたいのに思えない」ことの原因が、はっきりしているとは限りません。

しかし大切なのは、とにかく産後の女性の「赤ちゃんをかわいいと思えない」をメンタルヘルス不調のSOSと捉える雰囲気、産後の女性の話をよく聴く雰囲気です。

そうは言っても、産後という状況においては目の前に育児があり、さらにメンタルヘルス不調の方に対して長時間お話しすることは難しいと思います。だからせめて、ここでお伝えしたポイントを中心に、周囲の方が産後の女性と話してくださることを願っています。

その結果メンタルヘルスの不調の原因にたどり着けるかもしれません。

メンタルヘルス不調の原因に対する解決方法を丁寧に考え、実行することで、産後しばらく経ってから、「赤ちゃんをかわいいと思うようになる」方はたくさんいらっしゃいます。

## 〝こころの消化〟で精一杯な産後

先ほど書いたポイントの中でも、3や4は、意外と軽視されてしまう点です。

過去の死産や流産、あるいは今回の妊娠中の切迫早産などを乗り越えての出産は、そもそも出産まで日々こころが不安定な状態です。

ほかにも、出産直前まではまったく問題がなく、いよいよ自然分娩というイメージを強く持たれていた方が突然帝王切開となり、その事実を受け止めきれないまま産後の生活を迎えているということもあります。

そのような妊娠生活や出産を経験された方は、出産後も喜びを感じることができていないことも多く、ご自身のこころの〝消化〟で精一杯な産後を過ごします。自分のこころの〝消化〟で精一杯なときに、赤ちゃんをかわいいと思う余裕がなくても、不思議はありません。

育児中はどんな状態であっても時間に余裕はありませんが、もし先ほどのポイントの3や4に関連するような原因にたどり着いたら、必要に応じてまず市区町村や医療機関などに相談することをおすすめしていただきたいと思います。

産後の女性が、「赤ちゃんをかわいいと思えない」という悩みを、あなたにだけは話すことができたのだとしたら、あなたのアドバイスは、ご本人に響くかもしれません。あなたの言葉が、その方のメンタルヘルスを救うことになるかもしれないのです。

# 産休・育休と仕事

仕事をしながら妊娠・出産・育児に向き合う方々が大変なのは、「妊娠、出産、育児」と「仕事」という二つのことに関して、「理想と現実のギャップ」に同時に適応しなければならないからです。

仕事をしている状態で妊娠が判明した方の中には、妊娠が判明した時期がちょうど仕事において「今、一番仕事に集中しなくてはならない時期／集中したい時期」であった方もいます。妊娠が判明したことにより、突然の計画変更を求められることもあれば、つわりにより仕事の遂行ですら不安定になることもあります。つわりだけではなく、妊娠前と比べて疲れやすくなったり、おなかの張りを感じていたり、妊娠中は何かと体調の変化がつきものです。

その体調の変化は、まわりには気付かれないものかもしれません。

でも、妊娠中は、妊娠前とは違うのです。

夕方になると突然疲れるようになり集中力が持たなくなってしまった。仕事はどんどん増えていきこなしていくけれど実は今までのように優先順位をうまくつけられなくなっている。今まではそんなことは決してなかった。どれだけ仕事が多くても根性と気合いで乗り切ってきた。だけどどうしてもできない……。

こんなはずじゃなかった。妊娠前には想像していなかった「仕事における現実」に苦しんでいらっしゃる妊産婦さんは、少なくありません。

## 妊娠と仕事、それぞれに対する肯定と否定でがんじがらめに

「こんなはずじゃなかった」と感じるのは、妊娠が想定外だったという方に限りません。

「妊娠することを強く望んでいて、妊娠することができた」という事実に、かえって振り回されてしまうことがあります。

確かにそれは事実かもしれないけれど、これまで一生懸命仕事に取り組まれてきた方が、今までのスタイルで仕事ができない悔しさやもどかしさを抱えるのは当然です。その両者が混ざり合うので、仕事をしている妊産婦さんは、妊娠と仕事それぞれに対する肯定感や否定感が日々変動しているのです。

さらにもし妊産婦さんの中に、妊娠したタイミングに対して「正直なところ、予定より早かった」など、何らかの後悔を抱えていらっしゃる方がいたら、その後悔の気持ちも加わるわけです。それらの組み合わせにがんじがらめになりながら生きることは、とても苦しいことです。

このような苦しさを、妊産婦さんがまわりの方に表現するのは簡単なことではありません。

なぜならば、妊娠に少しでも否定的な考えがあることを伝えることによって、まわりから否定されたり、「この妊産婦さん、大丈夫かな」と思われたりするケースは珍しくないからです。

## 「妊娠に対する考え」と「仕事に対する考え」を切り離してみる

しかし、妊娠に否定的な考えを持つこと自体は決して、おかしなことではありません。大切なのはまず、妊産婦さん本人が持っている「妊娠に対する考え」と「仕事に対する考え」を、できるだけで構わないので、別々に、切り離して考えることです。

もしまわりの方に言いにくければ、ノートの中でこっそりでもいいでしょう。「妊娠に対する考え」と「仕事に対する考え」という項目を設けて、思いのままご自身の言葉を綴ってみてください。

「妊娠に対する考え」と「仕事に対する考え」を切り離して考えてみることで、突然の妊娠によって頭が真っ白になって妊娠を否定的に捉えてしまっているけれど、一呼吸置けば「もともとは妊娠に肯定的な自分」も存在していることを確認することができるかもしれません。

もし妊産婦さんのまわりの方が、「妊娠と仕事」に関する相談を受けたら、使わないでほしいと思うのが、「妊娠できたのだからいいじゃないか」という言葉です。その言葉は、妊娠と仕事の間で揺れ動く妊産婦さんのこころに、深く刺さってしまいます。

プライベートでは、もちろん妊娠をしたいと考えていた。しかし仕事では、今一番集中しなければならない時期であった。そんな事実の狭間で、妊産婦さんは悩んでいるかもしれないのです。

そんなときに「妊娠できたのだからいいじゃないか」と声をかけられると、妊産婦さんはそれ以上相談しづらくなります。

どうか、妊産婦さんのまわりの方は、妊産婦さんの妊娠に対する考えと、仕事における状況は別々に考えて、それぞれに対する気持ちを、それぞれ聴いてあげてください。こころの整理をお手伝いしていただきたいのです。

## 妊娠中に話をする土壌ができれば、産後にも相談しやすくなる

そしていよいよ出産が近づいた時期になると、仕事をしている妊産婦さんは産前産後

休業（産休）・育児休業（育休）に入ります。もちろん仕事はない時期ですが、仕事を完全に忘れることはできません。

産休・育休までに頑張って進めた引き継ぎが、まだ終わっていないこともあるでしょう。引き継ぎが終わっているとしても、それまでやっていた自分の仕事を、他人に任せることへの心配があるかもしれません。

仕事のことが頭から離れないだけではありません。産休・育休に入ってから、職場と切り離されたことで自分が一人になってしまったように感じる方もいます。周囲の方は、その「孤立感」を大切に扱うべきです。

確かに出産間近ですので、出産に集中してほしい時期ではあります。

しかし、産前の妊婦さんが感じる仕事上の孤立感を、まわりの方が丁寧に聴いておくことは、産後にも影響します。

ここでしっかり「周囲に話をする土壌」ができていれば、出産・育児休業を終え、復職に向けての具体的な心配が出てきたときにも、妊産婦さんはまわりに相談しやすくなるのです。

育児開始直後の時期は、もともとの夫婦関係に、「父親」「母親」という役割が新しく加わり、必然的に夫婦関係は不安定な時期です。

夫婦関係だけではなく、親族との関係も不安定になりがち。そんな中、「まずは出産に集中しよう」などの言葉は、妊産婦さんの仕事と妊娠・出産に関する悩みを丁寧に聴いてからのほうが良いと思います。

「まずは出産に集中」しなくてはいけないことは妊産婦さんも十分にわかっているはずです。

いわば〝言われなくてもわかっている〟ことです。

したがって大切なのは言葉かけより、「妊産婦さんの悩みをよく聴くこと」です。妊産婦さんの悩みを聴くことなく、一方的にこのような言葉のやり取りを、たとえば夫婦の中で行うと、もしかしたら口論のきっかけになってしまうかもしれません。

繰り返しになりますが、仕事と出産・育児との両立に悩む妊産婦さんのまわりの方にしていただきたいのは「悩みを整理する」ことのお手伝いです。

妊産婦さんは、これから迎える出産・育児という大仕事と、これまで大切にしてきたご自身の仕事のことで、がんじがらめになってしまっています。

妊娠・出産・育児に関する悩みと、仕事の悩みを分けることを意識して、丁寧に妊産婦さんの声に耳を傾けることで、たとえ具体的な対策が見つからなくても、悩みを整理することは手伝えるかもしれません。

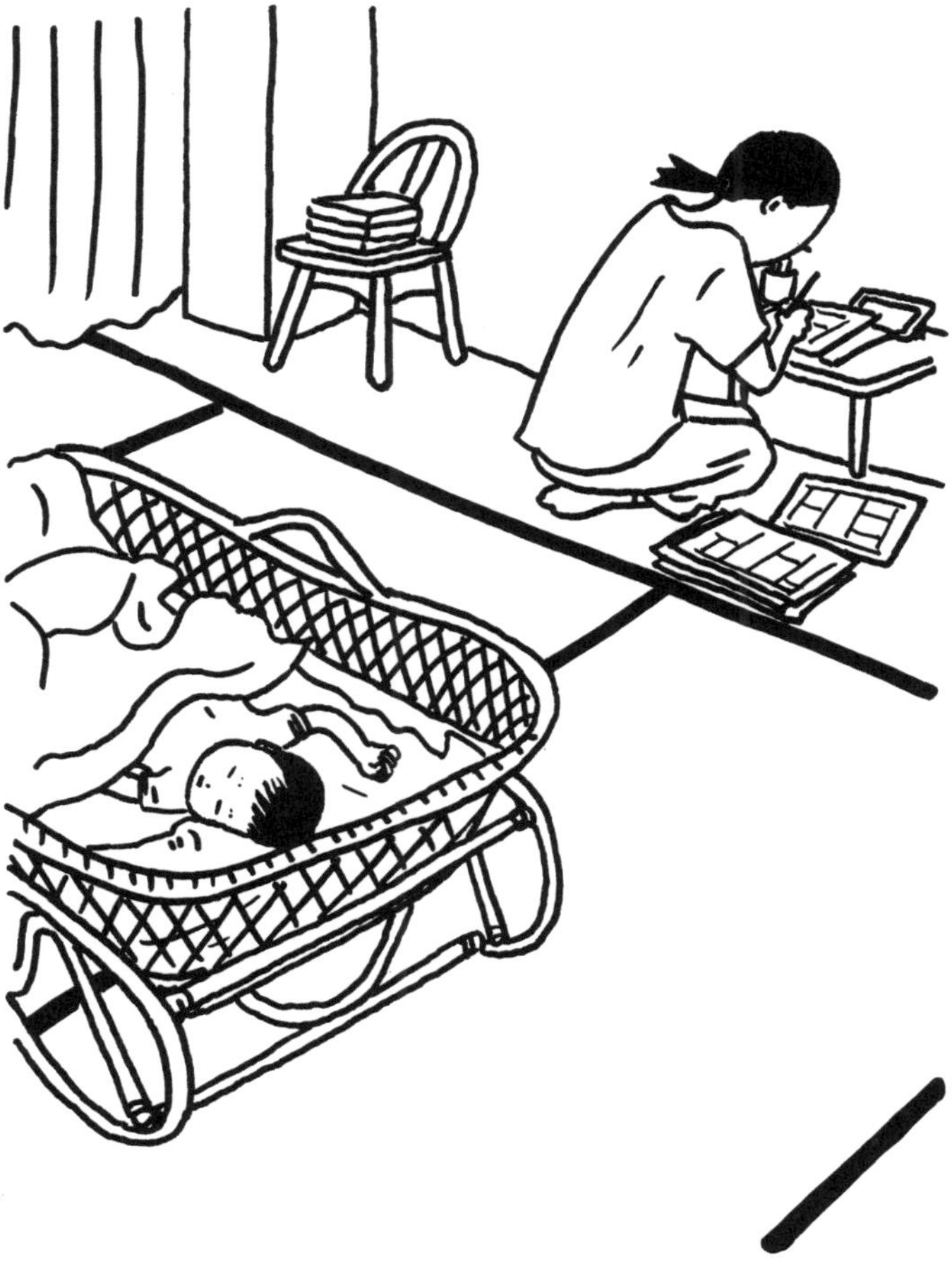

# 産後の「ガルガル期」、それ本当？

妊娠中、育児中に新しい言葉に出会うと、「なるほど」と思ってしまったり「そういうものなんだな」と思ってしまったりすることがあるのではないでしょうか。でも、そういう言葉に出会ったら、少し立ち止まって考えていただきたいと思います。

「産後」というキーワードでネット検索をしてみると、必ず、「産後の女性はイライラする」といった記述や、「ガルガル期」なる言葉が出てきます。

「ガルガル期」とは産後、ホルモンバランスの乱れにより感情の起伏が大きくなってしまうことを、動物が子どもを守るために周囲を威嚇《いかく》する様子にたとえている言葉ですね。

では、産後の女性のイライラを「産後だから」「ガルガル期だから」と片付けてしまってもいいものでしょうか。

## 助言が混乱を引き起こす可能性もある

初めて妊娠、出産をする方は、助産師さんから話を聴いたり、本を読んだり、ネットで調べたりしながらどのように育児をしようかとイメージをふくらませています。58ページ「妊産婦さんにかける言葉」の項でもお伝えしたように、そのイメージが現実的ではないという場合も多々ありますし、それが当然のことです。

「妊娠中にふくらませていたイメージと大きく違っていた」育児の現実に混乱している妊産婦さん。そんな妊産婦さんに対して、たとえば妊産婦さんのお父さんやお母さんなどが、「もっとこうしたらいい」、「もっとああしたらどうか」などとたくさん口を出してしまったらどうでしょうか。

もちろん、アドバイスをすることで、良い方向に向かうこともあると思います。それなら問題ありません。

ただ、混乱している妊産婦さんが、さらに外からの助言を受けて、自分がどうしたらいいかわからなくなってしまうことはあり得ます。まだまだ育児方法の確立が不安定な時点では、お父さんお母さんの助言は育児を助けるどころか混乱を引き起こす可能性があるのです。そしてその混乱はいわば「イライラ」に発展することもあります。

これは、いわゆる「ガルガル期」と呼ばれるような状態と、決して無関係ではありません。

その混乱を引き起こす可能性は、お父さんお母さんだけではなく、私たち医師や助産師さんのように、妊産婦さんに対して何かを伝える立場の人間も常に考えておかないといけません。

私たちが妊産婦さんに話した内容は、妊産婦さんの育児にお役に立てたかもしれない。一方でもしかしたら、妊産婦さんご自身の考えている内容、あるいはお父さんお母さんが妊産婦さんに伝えた内容と食い違い、妊産婦さんの混乱を招いてしまったかもしれない。その可能性は常にあります。

この混乱の可能性を少しでも低くするためにはやはり、まずはまわりが妊産婦さんの話を聴くことが大切です。

どれだけ聴く側の考えと食い違っていても、その育児の中心は間違いなくその妊産婦さんなので、その妊産婦さん自身のイメージした育児と実際の育児が少しでも近づくようにお手伝いしたいなと思います。

## 妊産婦さんのイライラの「本当の原因」に向き合う

さて、産後のイライラやガルガル期に話を戻しましょう。

もちろん、産後はホルモンバランスに大きな変化があること、その影響は否定できません。

ただ大切なことは、もし妊産婦さんが産後にイライラしているのならば、できるかぎりそのイライラの「原因」を考えることです。

たとえば、ある妊産婦さんにとっては出産というイベントがとても怖い経験であったとします。

この怖い時間をなんとか乗り越え、生まれてきた赤ちゃん。もちろんその妊産婦さんも産まれた赤ちゃんをかわいいと思いたい。しかしあまりにも出産が怖かったのでまだかわいいと思う余裕がないかもしれません。

ただまわりはその怖さを経験せずに赤ちゃんに会えたり、赤ちゃんの写真を見たりすることができるので、簡単に赤ちゃんをかわいいと思うことができます。そのような妊産婦さんとまわりの方の違い一つも、イライラの原因になり得ることです。

それらはとても些細《ささい》なことかもしれない。

しかしだからこそ、妊産婦さんに対する「産後だからイライラするよね」という言葉は、その些細なイライラの原因を簡単に封じ込めてしまうのです。


このように、妊産婦さんの産後のイライラを、「産後だからねぇ」とか、「ガルガル期だからねぇ」とまわりが決めつけてしまうと、原因を考えて改善にいたる可能性を失うことに繋がります。

「ガルガル期だからねぇ」とまわりが言ってしまうことで、妊産婦さんはさらに孤立してしまうのです。

端から見て「イライラしている」ように見える妊産婦さんに話しかけることは、簡単ではないと感じるかもしれません。

しかし妊産婦さんのまわりの方は、「妊産婦さんがイライラしている」という表面にとらわれないで、妊産婦さんとコミュニケーションを取ることで、そのイライラの背後にある本当の原因と、妊産婦さんの孤立に向き合うことを大切にしてください。

# 保育園問題、3歳児神話

妊娠から育児までのどこかのタイミングで、「子どもを保育園に預けるか、預けないか」を考える方は多いと思います。

たとえば、産前産後休業（産休）や育児休業（育休）を取られている方ならば、出産前から復職するタイミングに合わせて保育園に子どもを預けることを検討されているでしょう。そうでない方も出産後に就職を考えるケースがあると思います。

保育園に子どもを預けないと、たとえば家族親族などの万全なサポートがない限り復職・就職はなかなか難しい。しかし一方で、「子どもを保育園に預ける決断」は決して簡単な決断とは限りません。

その理由を二つお伝えします。

一つ目はお母さん自身が子どもを保育園に預けることに葛藤を持っている可能性があることです。

子どもが生まれてからこれまで、24時間365日一緒に過ごしてきた。

生まれたばかりのときは初めての育児が不安で毎日苦しかったけれど、やがて赤ちゃんの追視が始まり、赤ちゃんが笑ってくれるようになり、自分が母親であるという実感が湧いてきた……。

そのようなタイミングで、復職のための保育園の申し込みの日が近づいてきます。

復職をするためには保育園に預けなくてはいけないけれど、子どもを預けることに抵抗がある、離れたくない。

そのような葛藤は丁寧に取り扱わないといけません。

## 「3歳児神話」には医学的根拠がない

もう一つはお母さんのまわりの家族・親族が、子どもを保育園に預けることに反対している可能性があることです。

これについては、妊産婦さんやお母さんのメンタルヘルスに関する歴史を踏まえてお伝えします。

今でこそ、「産後うつ」という言葉は全国的に広がり、妊産婦さんが産後にメンタルヘルス不調になることが広く知られるようになりましたが、昔は決してそうではありませんでした。

妊娠をしたり出産をしたりすることによって女性の精神状態は安定するという考えが一般的だったのです。

日本で妊産婦さんやお母さんのメンタルヘルスの研究が本格的に始まった１９８０年代は、１９８５年に制定された「男女雇用機会均等法」に象徴されるように、働く女性の数が急激に増加し、女性の働き方が多様化した時代です。保育園に子どもを預けたい家庭は増える一方、保育園の数はまったく足りていませんでした。

一方で、その１９８０年代の少し前、１９６０年代には「子どもは3歳までは常に家庭において母親の手で育てないと、その後の成長に悪影響が出る」という「3歳児神話」がさまざまな媒体において広がりを見せていました。

１９７９年には、久徳重盛著『母原病――母親が原因でふえる子どもの異常』という書籍が出版され、大流行。「子どもの病気は母親が原因である場合が多い」という言説は当時の世の中に強烈なインパクトを与えました。この本に書かれている内容は示唆に富む内容ですが、医学的根拠には乏しいものです。

「3歳児神話」は１９９８年に厚生省（現厚生労働省）が「少なくとも合理的な根拠は認められない」と言及しています。[※1] しかし当時の方々に大きな影響を与えました。

そして今の妊産婦さんやそのお母さんの多くは、１９６０年代の妊産婦さんの孫、娘世代にあたります。

先ほどの「子どもを保育園に預ける決断」が簡単ではない理由の二つ目にあたる「家族・親族」は、こういった時代に子どもを育てた当事者である「おばあちゃん」や、そ

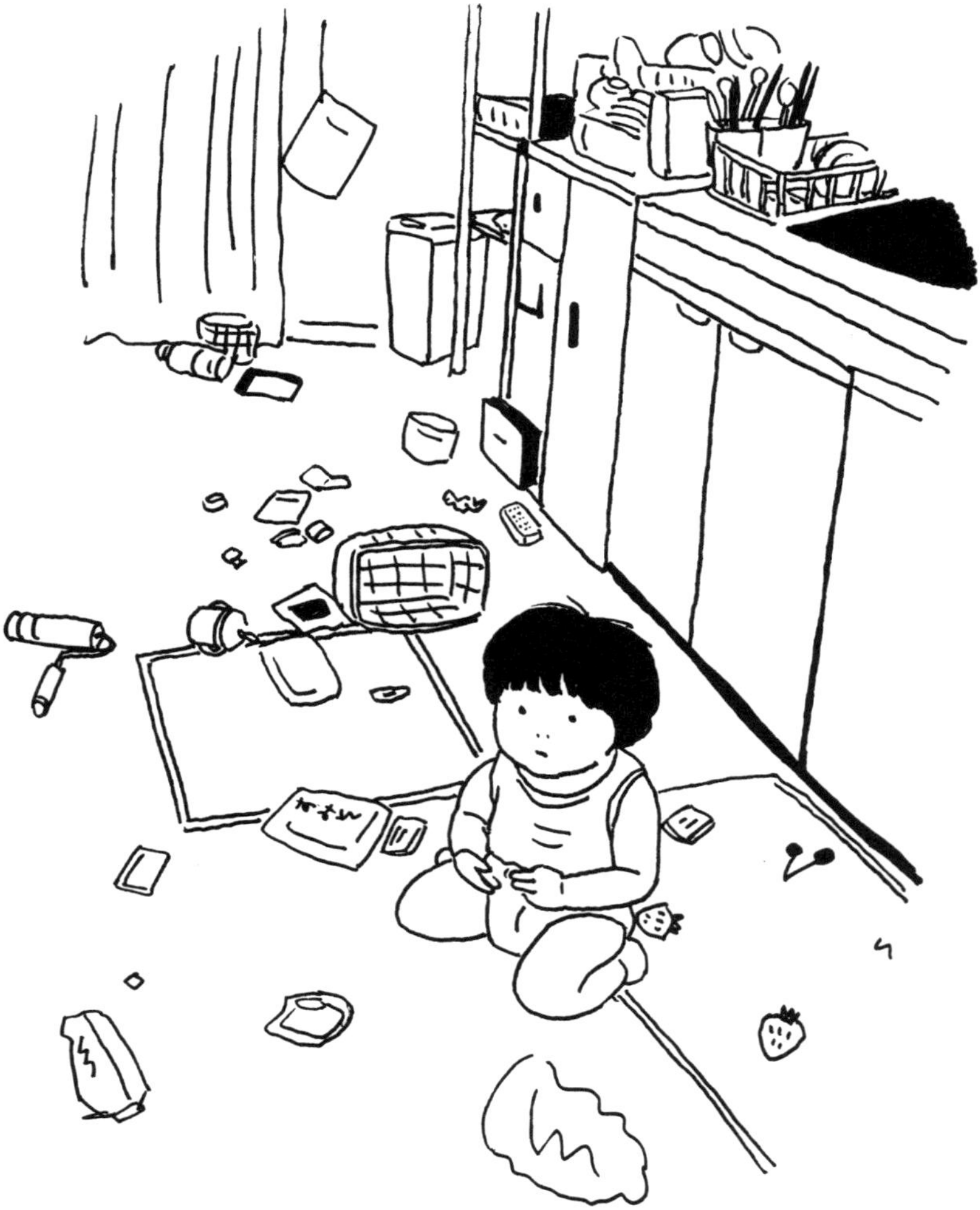

の影響を受けた「お母さん」、さらには今も決して消えてはいない「3歳児神話」を信じる人たちかもしれません。

一つ目の理由を見てみても、お母さん自身が子どもを保育園に預けることに葛藤を抱いているのは、もしかしたらお母さんが昔からご自身のおじいちゃん・おばあちゃんから「小さい子を保育園に預けるなんてかわいそう」などと言われ続けた結果かもしれません。

そのようにして、「子どもを保育園に預けることへの葛藤・罪悪感」を感じてしまっている妊産婦さんやお母さんがいらっしゃるかもしれません。

しかし、子どもを保育園に預けることは決してかわいそうなことではありません（私にも3人の子どもがいますが、全員保育園に預けています）。

復職と子どもを保育園に預けることへの葛藤の中にいる妊産婦さんやお母さんのこころは、苦しいと思います。

## 「かわいそう」という言葉の背景にあるもの

その苦しさを少しでも柔らかくするために妊産婦さんやお母さんにおすすめしたいことは、おじいちゃん、おばあちゃんなど、周囲の人の「こんなに小さいのに保育園に預けるなんてかわいそう」という発言を深刻に受け止めるのではなく、その発言の背景を考えてみることです。

たとえばおじいちゃん、おばあちゃんが子育てをされていた時代はどのような時代であったのか？　おじいちゃん、おばあちゃんがどのような環境に囲まれて過ごされてきたのか？などを考えると少し「こんなに小さいのに保育園に預けるなんてかわいそう」から距離が置けると思います。

大切なのは、「こんなに小さいのに保育園に預けるなんてかわいそう」という言葉、考え方から、距離をとることです。

何よりも妊産婦さんやお母さんご自身の状況やお考えを大切にしていただきたいなと思います。

保育園に預けるか家で一緒に過ごすか。

どちらが良い、どちらは悪い、ではありません。

そのうえで、「子どもを保育園に預けるか預けないか」をじっくりご検討いただければと思います。

※1　1998年厚生白書　https://www.mhlw.go.jp/toukei_hakusho/hakusho/kousei/1998/dl/04.pdf

# SNSとどう付き合う？

日頃、「周産期のこころの外来」で妊産婦さんとお話しする際、「育児における不安な点をどうやって解決しようとしているか」という話題になることがあります。

ある方はご自身のお母さんに電話する、ある方は市役所の保健師さんに聞く、ある方は近くの助産院に相談するなど、その方法はさまざまです。

そのさまざまな中に、「SNSやインターネットで調べる」方が、少なからずいらっしゃいます。

しかし、産後の育児に関する不安な点をSNSやインターネットで調べることで、さらに不安になる方も少なくないのです。

まず考えなくてはいけないのが、92ページの「産後の『ガルガル期』、それ本当？」でもお話ししたように、妊産婦さんは妊娠中、初めての育児がうまくいくだろうかと不安になりながらも、どのように育児をしようかとそれぞれがイメージをふくらませていることです。

特に初めての出産を迎えられる妊産婦さんは、妊娠中から助産師さんに話を聴いたり、一生懸命本を読んだり、ネットで調べたりしながら育児のイメージを作っていきます。産後が不安な方ほど産前によく調べていることが多く、そのイメージはより具体的になります。

しかし、いざ実際に赤ちゃんが産まれてみると、当然、イメージしたように物事は進みません。

もちろん、産前に作ってきたイメージと、実際に育児が始まってみて直面する現実に隔たりがあるのは当然のことです。

たとえば、赤ちゃんが寝ているとき、赤ちゃんが本当に生きているのか不安になるという方がいます。でも、育児本やネットの情報では、当然「赤ちゃんが生きていること」

が前提とされています。

赤ちゃんが実際に飲んだ母乳の量は、はっきりはわかりません。「実際に赤ちゃんが何cc飲んだかわからない」ために母乳をあげることに難しさを感じることもあります。あくまでも「周産期のこころの外来」における私の印象ですが、もともと数字にきっちりしている性格の方ほど、この傾向にあるように思います。


これらの例のように、本やネット、他人に聞いた話をもとに産前に作ってきたイメージと、実際に育児が始まってみて直面する現実には隔たりがあります。

本項では、「産前に作ってきたイメージと、実際に育児が始まってみて直面する現実には隔たりがあり、育児に関する不安はその隔たりの中に存在している可能性がある」ということを土台として、育児に関する不安の解決方法について考えてみます。

## 個人の経験や知識からの話は受け入れにくい

育児に関する不安を相談する相手との関係性によっても、状況は大きく変わります。

不安について相談した相手が、産前からよく妊産婦さんとコミュニケーションをとっているご自身のお母さんや市役所の保健師さんや助産院の助産師さんであったら、妊産婦さんがどのような産後のイメージを作っていたのかを把握しています。そのため、その「産前のイメージ」と「実際の育児」の違いに悩んでいることが理解しやすい。妊産婦さんと同じ方向を向きやすくなります。

しかし、産後に初めて出会う相談相手や、里帰り出産などで久しぶりに再会するお母さんは、いわば「自分の経験から、あるいは一般的な専門知識から」のみで話をすることになります。

それがどれだけ正しいものであっても、妊産婦さんがこれまでの育児について考えてきた道のりを思うと、少し受け入れにくいものになるでしょう。

経験や知識からの説明も大事ですが、まずは妊産婦さんが妊娠中から向き合ってきた、初めての育児に関するイメージ作りから、労をねぎらい、受け止めることが重要だと思います。

今、目の前の育児に関して妊産婦さんに何か声をかける際は、できる限り「妊産婦さんのこれまでの努力」に目を向けることが大切です。

## SNSやインターネットは一方通行

さて、そこで考えたいのが「SNSやインターネット」です。

「SNSやインターネット」は、育児の実際を見てくれません。いわば一方通行の（しかも玉石混交の）情報です。「妊産婦さんが産前に作ってきたイメージ」と「育児の細かな実際」の両方を無視した内容です。

これこそ妊産婦さんがSNSやインターネットでいくら調べても不安が減らない、その本質だと考えています。

まず、このことを認識しておくだけでも、心持ちが違うのではないでしょうか。

冒頭でもお伝えしたように、「周産期のこころの外来」でも、あまり有効ではないとはわかっていても、ネット検索やSNSで相談することをやめられなくて苦しんでいる方にたくさんお会いします。きっと、読者のみなさんの中にも同じ思いの方は多いと思います。

私が外来でそのような方とお話しするときは、まずは妊娠中に産後の育児をどのように考えてこられたのか、どのように準備されてきたのかを丁寧に聴きます。聴いていく中で、「実はパートナーが産後育児に関われないことがわかっていたのですごく出産が不安であった」などの苦しさを確認することもあります。

その次に、そのイメージと産後の育児の実際の隔たりを確認します。そういったプロセスを丁寧にたどることで、少しずつ、妊産婦さんが「そもそもどうして不安なのか？」ということ、つまり妊産婦さんによって異なるその原因に近づいていきます。

その上でいよいよ、ご本人がSNSやインターネットで調べることをやめたいのにやめられない、にアプローチします。

アプローチの基本は、パートナー、あるいは妊産婦さん自身がお住まいの地域の保健師さんなどと連携して、〝定期的に〟じっくりと妊産婦さんが不安を話せる場を確保することです。

そして、「今回」と「次回」の間に何か不安なことが思い浮かんだら、SNSやインターネットで調べる代わりにノートに書いてきてもらい、次回はそのノートの内容を話します。もし話す相手が夫やパートナーで妊娠・出産に関する専門家ではない場合は、その時間に限って一緒にSNSやインターネットで調べても良いでしょう。

思い浮かんだ不安をノートに書く、次回にそのことを話す、という手順を踏むために、定期的な場の確保が重要なのです。

またその話せる場で意識しておきたいのは、時間の許す限り「妊産婦さんが妊娠中に考えてきた育児に関するイメージと実際の違い」の丁寧な確認を意識することです。そうすることで妊産婦さんは以前よりも相談をしやすくなると思いますし、相談相手の発する回答も、より妊産婦さんに届きやすくなると思います。

SNSやインターネットで調べることはすぐにはやめられるものではありません。

今ご紹介したようなアプローチを大切にして、少しでもSNSやインターネットで調べる時間を減らす、あるいはもしSNSやインターネットで何かを調べる際は誰かと一緒に行うことが重要です。

ただ一つ注意点としては、妊産婦さんの中には不安がとても強く、このようなアプローチによって逆に不安が増してしまう方もいらっしゃいます。その場合はぜひ一度、市区町村の保健師さんに相談するか、お近くの精神科医療機関や心療内科医療機関を受診してみていただければと思います。

# 赤ちゃんと離れてもいいんです

産後、育児をする日々は、もちろん楽しいことや嬉しいことがたくさんあるとは思いますが、赤ちゃんがいつ泣くかわからない、赤ちゃんがいつ寝てくれるわからないなどが積み重なり、「しんどい」と感じることが多くあると思います。

だからと言って、「休む」ことは簡単ではない。

それがさらに「しんどい」ことです。産後は、しんどいですよね。

本項では、お母さんたちが「休む」ために、「赤ちゃんと離れる」という選択肢を取ることについて、考えていきたいと思います。

## お母さん自身が「休めた」と思えること

そもそも産後のお母さんにとって、「休む」とは何でしょう。

私は「お母さんが休めたと思えること」だと考えています。

産後のお母さんの「休む」には、赤ちゃんが一緒にいる場合といない場合、いない場合でも上の子どもがいる場合といない場合など、さまざまなパターンが考えられます。

いずれの場合においても、お母さんが「休めた」と思えることが大切です。

私たち医師や助産師さんや保健師さんなど、妊産婦さんを支援する立場の人間もこの点を慎重に考えなくてはいけません。

そもそもまったく休めない状況なのに、「休んでくださいね」と言ってもお母さんには何も響きません。どこで休むかの丁寧な検討も重要です。

たとえばお母さんとそのご両親の関係を十分に把握していないのに、私たちが「とりあえず実家で休んでくださいね」などと言うと、混乱を招く可能性があります。

実は両親と会いたくないと思っているお母さんがいても、妊産婦さんを支援する立場の人間に「親に会いたくない」「親といると休まらない」と伝えることは、決して簡単ではないからです。

また、休むときに赤ちゃんと離れたほうが良いと思っていて、実際に誰かに預けることが可能な状態でも、赤ちゃんと離れるのは簡単なことではありません。

## 赤ちゃんと離れることに、なぜ罪悪感があるのか

「赤ちゃんと離れる」ということは、当然赤ちゃんを「誰かに」預けなくてはいけません。しかし、預かってくれる人に対する「申し訳ない」という気持ちが強ければ、休んでもなかなかこころは落ち着かないでしょう。

そもそも赤ちゃんをどこかに預けるという選択をされたお母さんは〝罪悪感〟に苦しむことが少なくありません。

それが赤ちゃんを産んですぐであればあるほど、「母親として失格なのでは？」などとご自身を責めてしまいがちです。

そのような罪悪感を持たれたときは、いったん「そもそもなぜ罪悪感を持っているのか？」を考えていただきたいと思います。

そうすると、過去なのか、自分の親に言われた言葉なのか、あるいはＳＮＳなのか。何かご自身の現状と比較している、いわば「基準」が見えてくると思います。

ただ、その基準はあなたの現状を何も考慮してくれません。

従って、どんな場合でも、「赤ちゃんと離れる」ことに罪悪感を持つ必要は、まったくないのです。

## 産後ケア施設の活用を

両親や義理の両親に赤ちゃんを預けるにしても、これまでお母さん自身が細かく作ってきた育児の方針を共有することは、決して簡単なことではありません。

またお母さんの中には、赤ちゃんを預けて休むこと自体をパートナー、両親や義理の両親がどう思うか？などと気にする方もいらっしゃると思います。

休む場所も慎重に検討が必要です。先ほども少し触れましたが、産後のお母さんにとっての「本当に休める自宅以外の場所」は、必ずしも実家とは限りません。そのケースでも義理の実家が休める場所であるという方もいるかもしれませんが、それは少数派といえるでしょう。

「赤ちゃんと離れて休む場所」として、実家や義理の実家以外の選択肢では、いわゆる産後ケア施設があります。

最近ではよく知られるようになってきましたが、産後ケア施設とは産後のお母さんが助産師さんなどからサポートを受ける施設です。多くの場合、市区町村で利用料金に対して補助が出る仕組みができており、市区町村を経由して利用することができます。

ただ、ここでも人によってはハードルがあります。市区町村を経由する手続きによって、市区町村に「育児ができない親と判定される」という印象を持たれるお母さんもいるのです。

しかしそのようなことは決してありません。

確かに以前は産後ケア事業を利用できる方は「産後に心身の不調または育児不安等がある」など特別な条件を持つ妊産婦さんとされていましたが、２０２３年に国によって、産後ケア事業は「すべての妊産婦さんを対象とするサービス」と位置づけられました。本項の最後に具体的な手段を記載しておきます。どうか、少しでもお役に立てますようにと願っています。

育児は長距離マラソンです。少しの間休むことはまったく悪いことではありません。もしご自宅やご実家などで休みにくいのならば必要に応じて産後ケア施設をぜひ利用してみてください。

## ［資料］産後の市区町村による支援体制：産後ケア事業とショートステイ

村上寛：「周産期メンタルヘルス」日本ロボット学会誌42巻4号より一部改変

産後のお母さんが心身の回復を図ることができる制度や、どうしても育児が困難な場合に一時的に赤ちゃんを預けることができる制度を把握しておくことは重要です。お住まいの地域によって制度は異なりますが、ここでは全国共通の制度について簡単に説明しておきます。

### 1．産後ケア事業

産後ケア事業とは、母子保健法において「出産後1年を経過しない女子及び乳児の心身の状態に応じた保健指導、療養に伴う世話又は育児に関する指導、相談その他の援助」と定義されているものです。[※1]

具体的には、出産後に自宅に帰っても育児をサポートしてくれる人がいない妊産婦さん、育児の仕方や生活リズムに関する不安を抱いている妊産婦さん、産後の体調の不安があり休養を必要とする妊産婦さんが、分娩施設を退院後に利用する事業です。ただ、本文でもお伝えしたように、2023年に閣議決定された「こども未来戦略」のなかで、産後ケア事業はすべての妊産婦さんを対象として誰でも使えるユニバーサルサービスと位置付けられました。[※2]なのでまさに今、産後ケア事業は大きく変化をしている最中です。

産後ケア事業の形態は大きく分けて3つ。

①助産院や産科病棟に宿泊しながら支援を受ける宿泊型
②日帰りで支援を受けるデイケア型
③妊産婦の居宅に専門職が訪問して専門的な指導やケアを行う居宅訪問型

市区町村によってどの事業を行っているかは異なります。利用できる期間は市区町村ごとに規定されており(例:出産日から120日間以内に宿泊型とデイケア型はそれぞれ7日以内、など)、その期間中の利用は利用料金の一部を市区町村が負担する仕組みとなっています。

産後ケア事業は、市区町村が自ら行う場合もあれば、助産院などに委託して行う場合もあります。

そして、ある一つの助産院が複数の市区町村から委託を受けている可能性もあります。その助産院が宿泊型・デイケア型・居宅訪問型のすべてを行える機能を有していたとしても、市区町村によって委託している事業が異なるためすべての事業は利用できない可能性もあります。

産後ケア事業について、お住まいの市区町村の産後ケア事業と、お住まいの家から近い産後ケア施設の両方を把握しながら利用できる事業をあらかじめ検討しておくことをおすすめします。

※1　母子保健法第17条の2（2024年8月時点）
※2　内閣官房：こども未来戦略―次元の異なる少子化対策の実現に向けて．https://www.cas.go.jp/jp/seisaku/kodomo_mirai/pdf/kakugikettei_20231222.pdf

## 2．短期入所生活援助事業（ショートステイ）

原則7日以内までという条件がありますが、保護者が、疾病・疲労など身体上・精神上・環境上の理由により児童の養育が困難となった場合等に、児童養護施設や乳児院など保護を適切に行うことができる施設において児童の養護・保護を行う市区町村の事業が「短期入所生活援助事業」です。

児童福祉法において、「児童及び妊産婦の福祉に関し、家庭その他からの相談に応ずること並びに必要な調査及び指導を行うこと並びにこれらに付随する業務を行うこと」とされており[※3]、これに基づいて市区町村はさまざまな子育て家庭支援事業を行っています。

その中でも、児童福祉法第6条の3の第3項にて記載されている子育て短期支援事業の内、周産期に関連する事業として短期入所生活援助事業（ショートステイ）が行われています。

ショートステイは、児童福祉法第33条に規定される児童相談所による一時保護とは異なるものです。いざという場合に備えて、出産前にお住まいの市区町村のショートステイについて確認しておくことをおすすめします。

※3　児童福祉法第10条第1項第3号（2024年8月時点）

# とにかく眠れない

産後のお母さんの最大の悩みの一つは「とにかく眠れない」ことではないでしょうか。乳幼児の育児中の方はもちろん、その時期をすでに越えられたお母さんたちから「あの頃は眠れなくて本当につらかった」という話を聞くことは少なくありません。ほとんどの方が、睡眠不足に悩まされるといっても過言ではないといえます。

母乳で育児をされているお母さんは特に、産後は赤ちゃんに2、3時間ごとに授乳をしなければなりません。授乳と授乳の間も、赤ちゃんのおむつ交換や場合によっては着替えなどさまざまな作業があり、赤ちゃんがいつ泣くかわからないなどが重なり、スムーズに眠れるわけではありません。

昼に少し眠れる時間があっても、突然、宅配などが来るかもしれない。お母さんと赤ちゃんだけで過ごす夜は、もし地震や火事などの災害が起こったらどうしようなどと、不安が襲いかかります。

## 睡眠というリフレッシュ法も失ってしまう

眠ることは人間が生きていく上で必要不可欠なものですが、同時に、「リフレッシュ法」にもなりえます。

ランニングをする、美味しいごはんを食べる、ゆっくりお風呂に入る、ゲームをする――。人によってリフレッシュの方法はそれぞれですが、そのお母さんにとってもと眠ることがリフレッシュ方法であったならば、特にそれが唯一の方法であったならば、眠れないことは身体的な負担だけでなく、リフレッシュ方法をも失うことになり、非常につらい状況といえます。

そこで、眠れないことでつらい思いをされている産後のお母さんを少しでもサポートできたらと、私が普段「周産期のこころの外来」で同じように眠れない妊産婦さんに対してご提案しているアプローチと同じ方法で、「眠れない」ことを考えてみたいと思います。

まずはじめに、「眠れない」を2種類に分けて考えてみます。「物理的に眠れない」と「物理的には眠れるはずなのに不安や緊張があり眠れない」の2種類です。

## 物理的に眠れない

「物理的に眠れない」つまり、授乳などがあって眠る時間が取れない場合や赤ちゃんが寝てくれない、赤ちゃんと一緒にいることで眠れないという場合、それぞれに対処法があると考えます。

まず一つ目は、産後の授乳と授乳の2、3時間の細切れの時間にうまく眠れない場合、「どこか1回の授乳だけでも誰かに代わってもらう」ことです。

もちろん、育児を子どもの父親であるパートナーと平等に進めて行くことを基本にしたいところではありますが、すべての夫婦においてそれが当たり前にできるわけではありません。

もしかしたらパートナーと育児についてうまくコミュニケーションが取れずに、お母さんが育児のほとんどを抱えてしまっているかもしれません。

現実的には、まず「せめて午前3時の授乳（ミルク）だけはお願い」と具体的にピンポイントで依頼することで、午前3時の授乳を「パートナーの仕事」にすることができるかもしれません。

「お母さんの仕事をパートナーに代わりにやってもらう」ではなく、「育児全般をお母さんとパートナーで分けてこなしていく」。

これは、お母さんご自身の睡眠を確保するためにはもちろん、これからも長く育児を担っていくうえで、とても大切な考えです。

もう一つ、赤ちゃんがなかなか寝てくれないこともあります。寝てくれても、一人で布団に入らないと眠れないという方もいます。そういったお母さんは、赤ちゃんと一緒にいること自体が眠れない要因になってしまうでしょう。

その場合に必要なのは、「赤ちゃんと離れて眠る方法を考える」ことです。たとえばパートナーに赤ちゃんの隣で寝てもらう、育児を手伝ってくれるご家族に赤ちゃんの隣で寝てもらうといった方法はあるはずです。

もしかしたら「赤ちゃんに今よりもっと寝てもらう」方法もあるかもしれません。ただ、そういった方法や、アイデアについては、医師の立場で私から細かくお話しできることではありません。

ただ、それぞれのご家庭の中でどれだけ検討できる方法があったとしても、現実にはお母さんは「赤ちゃんと離れて眠ること」に多かれ少なかれ抵抗を抱いています。「赤ちゃんと離れて眠るなんて、母親として失格なのではないか」などの考えが浮かんでしまうこともあるでしょう。

しかし、まったくそんなことはありません。たとえば海外には、生後3ヶ月で赤ちゃんとお母さんが別々の部屋で眠る習慣がある国もあります。そのような国では赤ちゃんとお母さんが別々に眠ることは「赤ちゃんの自立を促す」と捉えています。

国が違えば習慣、文化が違います。そして、同じ国であってもその家庭その家庭で考え方に違いがあって当然です。

たった1回、授乳をご家族の誰かに代わってもらい、前後6時間前後、もし赤ちゃんと離れることで眠れるようになるならば、1日のうち残りの18時間を何とか過ごせるようになるかもしれません。育児は長期戦、少しでも眠ることが重要です。

赤ちゃんの隣で寝るのは必ずしも母親である必要はありません。どうしたら少しでも母親が一人で眠れる時間を捻出できるのか、それぞれのご家族で考えてみてください。

もちろん、これらの方法が難しいという場合もあると思います。その場合は、114ページ「赤ちゃんと離れてもいいんです」の項でもご紹介したように、お住まいの市区町村の「産後ケア事業」の利用をご検討ください。「眠れない」ことの解決法の一つは、とにかく「赤ちゃんと離れる」ことともいえるのです。

## 不安や緊張があり、眠れない

物理的には眠れる状態である、まわりのサポートもあり時間は確保できている、けれ

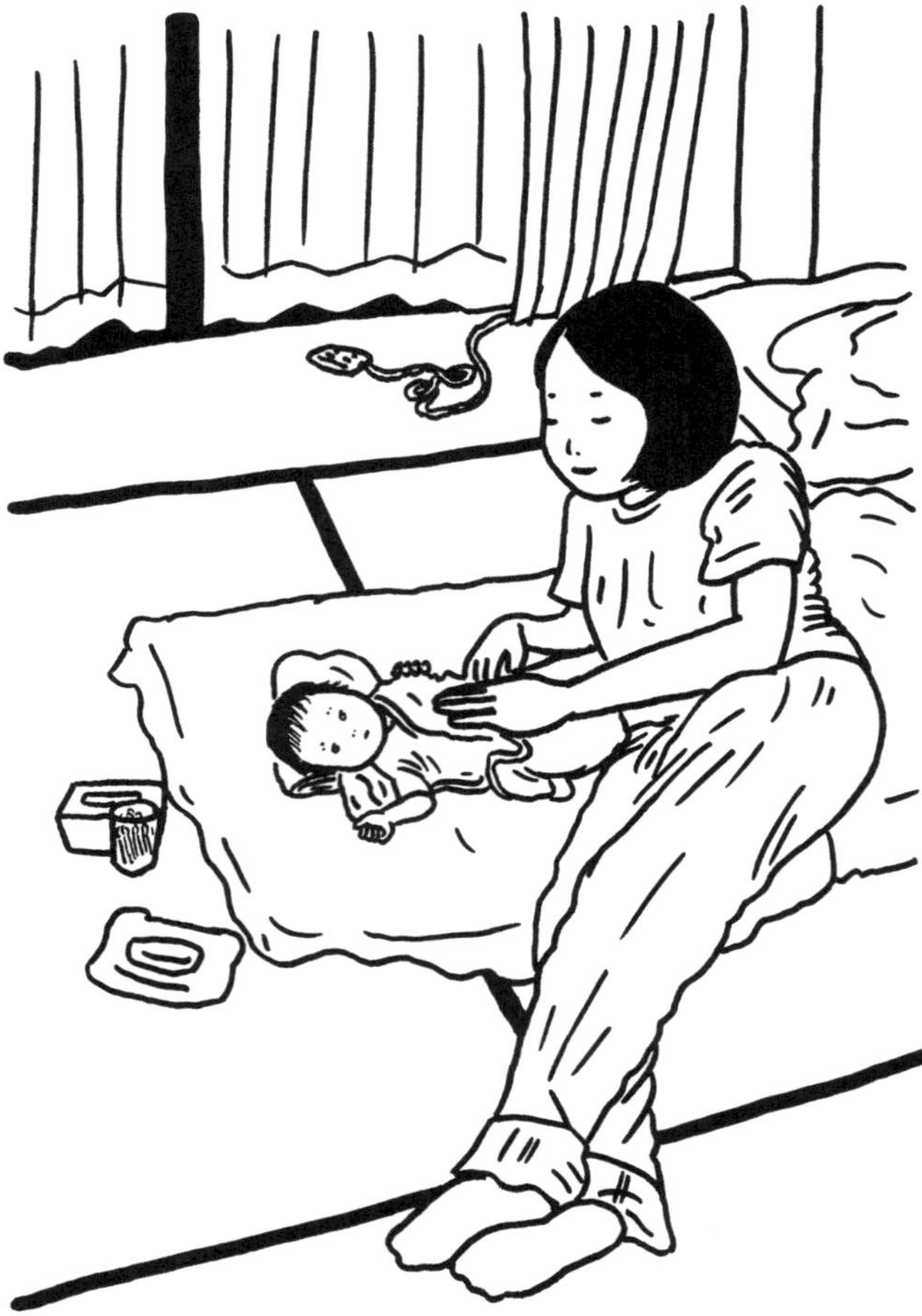

ど体を横たえ目を閉じると不安が頭によぎって寝つくことができない……といった場合もあると思います。

たとえば、先ほどの例でいえば、お母さんの睡眠時間を確保するために午前3時の授乳を担当する方に「申し訳ない」などという気持ちがないでしょうか？　あるいはその担当する方がきちんと授乳するか、心配になってしまっていないでしょうか？

育児はお母さん一人で行うものではなくチーム戦です。したがって大切なのは「コミュニケーション」です。

一緒に育児を担う方と、どうか綿密にコミュニケーションを取ってください。「申し訳ない気持ち」「心配や不安な気持ち」がなかなか取りきれないときは、なぜその気持ちがあるのかを考えてみることをおすすめします。

もしかしたら考えた結果、ご自身の親など誰かに言われた言葉、どこかで読んだ本など、思い当たることが見つかるかもしれません。

育児をしているのは、その「誰か」ではなく、あなた自身です。

どうかご自身なりの育児方法を確立してください。

ただ、「物理的には眠れるはずなのに不安や緊張があり眠れない」状態が長く続くようならば、ご自身やご家族での対応以外に精神科の治療も必要な状態である可能性があります。

保健師さんや助産師さんなどに一度相談し、対応を考えていただければと思います。

## 「母親になったら産後は寝てはいけない」？

眠れないことは本当につらいことです。

産後のお母さんの目の前には赤ちゃんがいて、少なくとも3時間に1回は母乳かミルクを与えるなどの育児をしなければなりません。おむつ替えもありますし、起きているときは目が離せません。

大切なことは、あなたの「眠れない」を、「物理的に眠れない」のか、「不安や緊張があり眠れない」のか、に分けて考えて、本項に書かれている内容を参考に、少しでも眠れるように対応を考えることです。そうすると、どうすれば良いのかが見えてくると思います。

育児を経験したほとんどの方は、「産後は眠れなかった」とおっしゃいます。ただ、そのいわば「常識」を見聞きしすぎて、「母親になったら産後は寝てはいけない」「産後にたくさん寝るなんて母親失格だ」、などと捉えてしまってはいませんか？

そんなことはもちろんありません。

眠れる状況ならば、眠ったほうが良いですし、眠れる状況がなければ、対応を考えましょう。

それぞれの夫婦、それぞれのご家庭のさまざまな状況の中で、少しでも多く眠れるように対応を考えていただければと思います。

そしてご家庭の中でそれが難しい場合は、産後ケア事業など外部を頼ることを考えてみてください。

# “周産期のこころ”の最強チーム

信州松本に移住したのは、2018年のことです。68ページのコラムでも書きましたが、移住した当初は平日に信州大学医学部附属病院で精神科の仕事をして、土日は東京で小児外科の手術をする生活。ただ2019年からの新型コロナウイルス感染症の流行以降は県外への往来が難しくなったため、信州大学医学部附属病院での精神科の仕事一本となりました。

それまでたくさんの子どもの手術を担当し、研究活動、論文執筆も行ってきました。小児外科専門医という資格も取得しました。その上で小児外科としてのキャリアを終わらせることには、相当な葛藤がありました。

そこで精神科の今後の仕事に関して、自分のこれまでの小児外科医としての経験を活かせる仕事をしていこうと考えました。

小児外科医は、小さな赤ちゃんの手術を担当します。日々たくさんの妊産婦さん

(それも妊娠中、突然、おなかの赤ちゃんが病気を持っている可能性を指摘され、苦しんでいる妊産婦さん)とお会いし、話をする機会があります。

その経験を活かし、妊産婦さんや産前産後のお父さんのメンタルヘルスである「周産期メンタルヘルス」に特化した仕事をすることに決めました。

「周産期メンタルヘルス」のサポートは、精神科医だけの仕事ではありません。産婦人科、小児科、そして遺伝医療など、たくさんの科の医師が関わる仕事です。それは逆に考えれば、病院内で「たらい回し」になりうる分野ともいえます。また、同時に病院だけで行われるものでもありません。病院と、地域の保健師さん、助産院の助産師さん、乳児院、児童相談所などとの連携がとても大切です。

そこで、信州大学医学部の中に「周産期メンタルヘルス」に特化した専門チームを設立することを考えました。大学では、このようにある専門領域に特化して教育・研究・診療などを行うチームのことを「講座」と呼びます。

たくさんの方々にご協力をいただき、2021年4月、とうとう専門チームである「周産期のこころの医学講座」を設立することができました。

「周産期のこころの医学講座」という名称となるまでには、たとえば「お母さんのこころの講座」などの候補がありました。

しかし、妊産婦さんやお母さんだけではなく、お父さんのメンタルヘルスのサポートも必要であることから、最終的に「周産期のこころの医学講座」となりました。

✤

「周産期のこころの医学講座」の設立後、まずは2021年5月に妊産婦さんの精神疾患の治療、メンタルヘルスのサポートを専門的に行う外来「周産期のこころの外来」を信州大学医学部附属病院でスタートさせました。

そうして実際に、メンタルヘルス不調や精神疾患を抱えて苦しんでいらっしゃるたくさんの妊産婦さんと外来でお会いしているうちに、あることに気付きました。

それは、ご家族やご親族、地域のまわりの方々にSOSを出したくても出せない妊産婦さんが、私が想像していたよりもずっと多くいらっしゃるということです。

ＳＯＳを出せない理由はさまざまです。メンタルヘルス不調の妊産婦さんや精神疾患を抱えながら懸命に妊娠と向き合う妊産婦さんに対する否定的な雰囲気、あるいは逆に妊産婦さんが「母親になるのだから強くなくてはいけない、つらいなんて言ってはいけない」とご自身を追い詰めてしまっていることもあります。

✤

「周産期のこころの医学講座」は寄附をいただいて成り立つ「寄附講座」です。2023年3月に、「周産期のこころの医学講座」の趣旨に賛同してくださり毎年寄附をしてくださっていたイトーヨーカ堂の創業者である伊藤雅俊さんがお亡くなりになりました。

その際、伊藤雅俊さんのご遺族が伊藤雅俊さんの遺志を継いで「周産期のこころの医学講座」に多額の寄附をしてくださいました。その寄附を受けて、「周産期のこころの医学講座」は「周産期のこころの医学講座（伊藤雅俊記念講座）」と改名をし、現在にいたっています。

ただ「周産期のこころの医学講座（伊藤雅俊記念講座）」はずっとあるものではなく、数年後にいったん終了となる予定です。

だからこそ、この「周産期のこころの医学講座（伊藤雅俊記念講座）」が存在しているうちに少しでも妊産婦さんがＳＯＳを出しやすい雰囲気を作っていきたいと思います。

同様に「周産期のこころの外来」も期間限定の外来です。「周産期のこころの外来」が存在しているうちに一人でも多くの妊産婦さんやそのパートナーの方をサポートし、その経験を生かし信州全体の周産期メンタルヘルス支援体制をより良いものにするために、今後も精進していきます。

# 3

✤

# 夫婦のこころのこと

## 3章をこれから読んでくださるみなさんへ

赤ちゃんを迎えるカップルには、夫婦、あるいはそうではない方々もいらっしゃいます。

この章では便宜上「夫婦」としました。

その中には当然関係が良好な夫婦もいらっしゃいますが、関係が不安定な夫婦、さらに細かく考えると他人からは関係良好に見えても実際は関係が不安定な夫婦も存在しています。

「母子保健」という言葉があるように、妊娠〜出産〜育児の中心は「母子」のイメージがあります。

しかし、父親も妊娠〜出産〜育児に重要な存在ですし、父親のメンタルヘルスを守ることは母親のメンタルヘルスを守ることにも繋がります。

この章はこの本の最後の章となります。母親だけではなく父親のこともたくさん書きました。妊娠をきっかけとした結婚をされた方々へお伝えしたいこともまとめています。

すべて読もうとしてくださらなくて大丈夫です。それぞれのみなさんが必要とする部分だけでも、お読みいただければ幸いです。

# 父親としての自覚

父親が朝から晩まで働き、たまの休みにその仕事について子どもに語る。そしてその子どもの心の中には徐々にその仕事や自身の父親への憧れが形成されていく。「背中を見せる」なんていう表現もあります。なかなかカッコ良い言葉ですし、かつてはこの言葉が美徳とされていたかもしれません。

しかし、それは昭和〜平成の時代までの話。

令和の時代、もし仮に父親が家事や育児を一切やらず、すべて母親が担っていたら家庭が崩壊してしまいます。

なぜかというと、家庭以外の「支援体制」が脆弱《ぜいじゃく》になっているからです。

## 「お隣さんが子育て世帯」でない世界

200万程度だった1970年代の出生数（国内で1年間に生まれる子どもの数）は、令和4年に80万人を切りました。

この減少が表すのは、言うまでもなく子どもの数が減っていることですが、同時に、「お隣さんが子育て世帯である」確率が下がっていることでもあります。

お隣さん同士が共に子育て世帯であったら、もしかしたらお互いに育児を助け合う関係が成立するかもしれません。しかし今、たとえばマンションであれば、子育て世帯はそのマンションの中に一体どれくらい住んでいるでしょうか。その割合は、子育てをしている親世代が子どもであった頃の、半分くらいである可能性が高いのです。

近隣で助け合う育児ができないということは、それぞれの家庭だけで育児を完結することに繋がります。

そんな中で、母親が家事育児だけをしていたら、その母親は社会から孤立してしまいます。それは絶対に避けなければなりません。

そのために、令和の父親に必要なのは、「顔を見せる」ことです。可能な限り平等に育児をする関係であることが望ましいと考えますが、母親が専業主婦、父親がフルタイム勤務など、平等とはいかないケースもあるでしょう。その場合でも、出産前に可能な限り夫婦で産後の育児についてじっくり話し合うことが大切です。その話し合いを経て、妊娠から出産、そして育児の過程において、妻が母親になる速度と、夫が父親になる速度ができる限り一緒であってほしい。その意識を持って妊娠期間を過ごさないと、子どもが生まれ、育児が始まったときに、夫婦の距離はどんどん離れていってしまいます。

## コミュニケーションのためのコミュニケーション

パートナーが妊娠したら、あるいは妊娠をする前から父親になる人がやらなければならないことは、積極的なコミュニケーションであると思います。

積極的なコミュニケーションを図るには、まずは〝コミュニケーションのためのコミュニケーション〟が必要です。

夫婦は他人同士ですから、それぞれにとっての「こころのＳＯＳを出しやすい方法」は異なります。

顔と顔を合わせて「話す」のか、夜に一人で「手紙を書く」のか、それともスマートフォンを使って「テキストで会話」するのか。

それぞれのＳＯＳを出しやすい方法を話し合い、尊重し合う。

その土台の上で、次に、子どもが生まれた後に目立つようになる「それぞれの家族関係や義理関係」について話し合っておくと良いと思います。

もしかしたら今まではあまり明らかではなかったことが、ここで判明するかもしれません。この内容を丁寧に話し合っておくことで、その夫婦を取り巻く親族関係内における、産後の父親としての役割がはっきりしてきます。

## 「からだの疲れ」と「こころの疲れ」を天秤にかける

たとえば、妻が妻自身の母親に対して良い感情を抱いていないとします。

家族の関係が良い方には想像できないかもしれませんが、自身の親に対して嫌悪感を示す方はたくさんいらっしゃいます。しかし妻の母親は産後育児を手伝おうと、産後は娘が里帰りすることや、一定期間夫婦の自宅に住み込むことを〝一方的に〟計画している。

そのようなときに、夫はどのような振る舞いをすべきか。

「妻の母親」と、「これから夫婦で築いていく新しい家庭」の距離を、夫が調整する必要があるのです。

もし妻が、産後の里帰りや妻の母親が自宅に来ることを断りたくても断れないのならば、夫が間に入り断ることが必要になります。

確かに妻の母親が一緒に暮らすことで、育児における「からだの負担」は軽減するかもしれません。

しかし「こころの負担」は増してしまうかもしれないのです。

目の前にあるいくつかの選択肢に関して、「からだの疲れ」と「こころの疲れ」はどう変化するだろうか、天秤にかけて考えることが重要です。

「からだの疲れ」よりも「こころの疲れ」は見えにくい。「からだの疲れ」と「こころの疲れ」を天秤にかけて考えるためには、話し合いが大切となってきます。

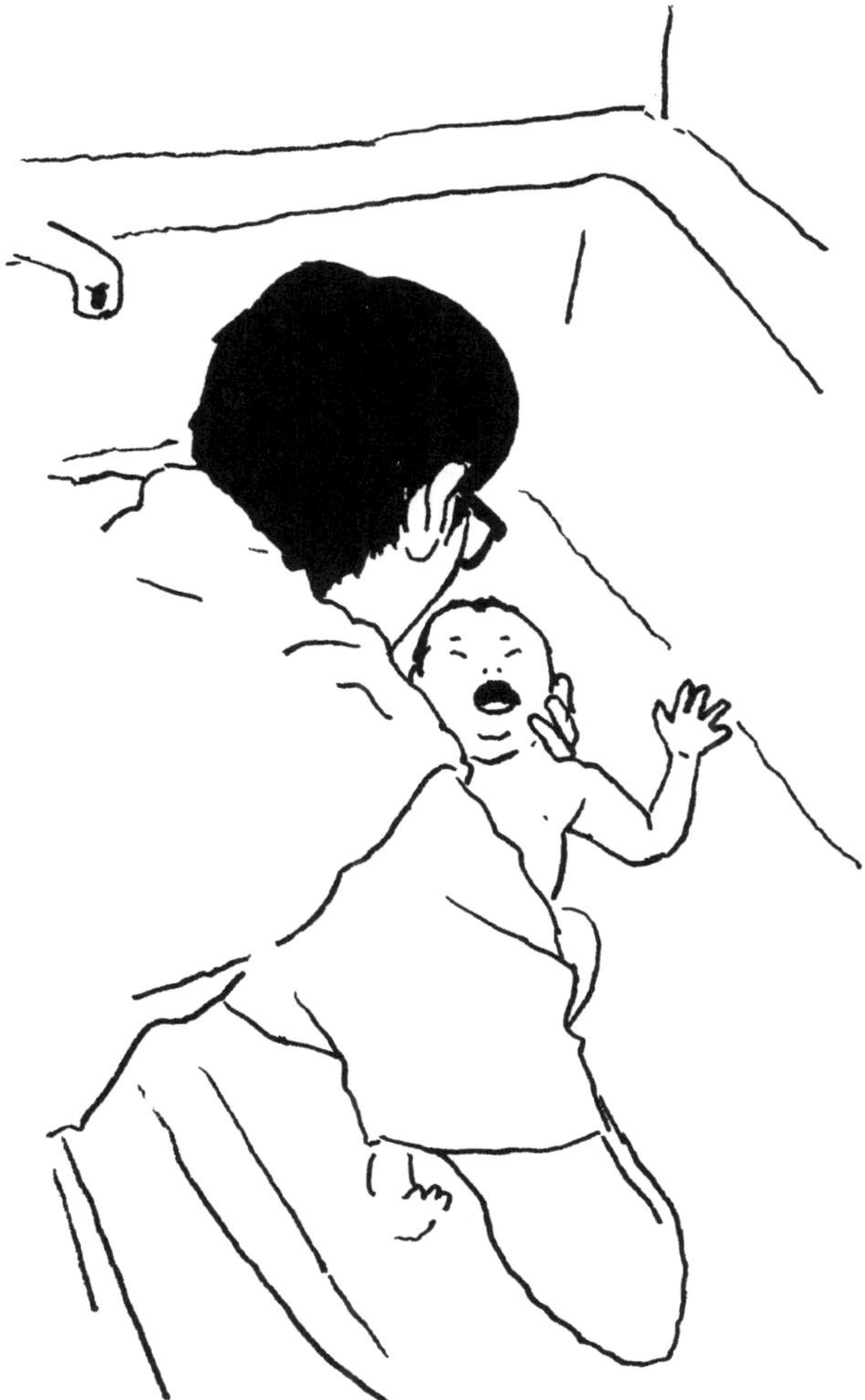

妻が夫と共に夫の実家で生活している場合なども、この話し合いが必要となります。夫の家族にサポートしてもらうことで、確かにからだの疲れは軽減するかもしれない。しかしサポートしてもらう際に妻が「申し訳ない」と緊張し、こころが疲れてしまうかもしれない。あるいはサポートが必要なときにうまく頼めていないかもしれない。夫にとっては長く知っているご両親でも、妻にとってはそうではありません。だからこそ妻の「こころの疲れ」は把握しづらいのです。

こまめな話し合いを夫が意識し、妻のこころの疲れを常に確認する必要があります。

これから父親になるみなさん、そして父親のみなさん。

令和の時代らしい、より良い「父親」を共に追求してまいりましょう。背中では育児のことは何も語れません。

パートナーに顔を見せて話し合い、子どもに顔を見せて、育児をしてまいりましょう。

# 里帰り出産はするべき？

多くの人が、出産、特に初めての出産を迎えるにあたって「里帰り出産」をするのが当然で、妊婦さんにとって良い選択であると考えているかもしれません。

でも、本当にそうでしょうか？

ここでは、前項でも少し触れた「里帰り出産」について、改めてしっかり考えてみたいと思います。

## 里帰り出産は本当に「安心」？

里帰り出産とは、普段実家と離れた場所で生活をされている妊産婦さんが産前に実家に移り、実家の近くの産婦人科や助産院で出産し、産後しばらく経ってから元の自宅に戻ることを言います。出産してから里帰りして、産後だけを実家で過ごすというパターンもありますね。

実家の両親のサポートを得ながら安心して産前産後を過ごすことができるので、里帰り出産を強く希望される妊産婦さんも少なくありません。

また、妊産婦さんのまわりでも、「里帰り出産なら安心だね」などと考える方が多いと思います。しかし妊産婦さんのメンタルヘルスにおけるSOSをキャッチし、サポートさせていただく立場としては、里帰り出産を必ずしも安心なものとは考えていません。

まず、妊産婦さんにとって自身の実家が心休まる場所であるとは限りません。「実家なら安心であるはず」と周囲が決めつけてしまわないことが大切です。

さらに言えば、妊産婦さん自身が実家のご両親のサポートを受けるために里帰り出産を選択したというよりは、元の自宅の環境（夫婦の自宅）が安全とはいえず、やむを得ず選択したというケースも決して少なくありません。

妊産婦さんの中には、パートナーと非常に不安定な関係にあり、自宅がこころやからだにとって安全に出産を迎えられない環境である方もいます。

さらにその妊産婦さんの中には、里帰り先の実家の環境も安心して過ごせる環境ではないと考える方もいます。

そのような妊産婦さんは、自宅よりは「実家のほうが」安全と、ギリギリのところで判断して里帰り出産を選択するのです。

出産後に戻る自宅の環境が安心できる環境ではない、あるいはパートナーとの関係が不安定な方は、自宅に戻った後の育児を基本的に一人で行わないといけない、つまり、「育児でミスはできない、自分がミスをしたら赤ちゃんが死んでしまう」などと強く考えており、育児に対する不安が強いことがあります。その不安は、産後のメンタルヘルスの不調につながる可能性があります。

さらに里帰り先の実家でも緊張を強いられるのであれば、そのメンタルヘルスの不調はより強いものになります。

パートナーとの関係が良好であっても、あるいは実家との関係が不安定であっても、「里帰りをすることが当たり前だ」「里帰りしたほうが楽だから」とあまり考えずに里帰りを選択される妊産婦さんもいらっしゃいますが、里帰りをするかしないかはどうか慎重に決めていただければと思います。

## 同居していた頃とは違う、関係や価値観

里帰り出産においては、たとえ妊産婦さんと実家の両親など家族親族との関係がもともと良好であったとしても注意しなければならないことがあります。

それは、「久しぶりの再会、または久しぶりの同居である」ということです。

実家を出る前に関係が良好であったとしても、今回の里帰り出産で妊産婦さんが実家に再び戻って来られるまでには、一定の期間が経っています。

妊産婦さんもお父さんお母さんもそれぞれ年齢を重ねていて、体力が落ちているかもしれません。

またそれぞれの物事に関する価値観も変わっているかもしれません。特に妊産婦さん側は、普段のパートナーとのコミュニケーションも影響して大きく変化している可能性があるのです。

したがって、里帰り出産をするにあたって、妊産婦さんもお父さんお母さんも、「かつてみんなで暮らしていた頃のイメージ」のままでいると、いざ産前産後に里帰りをした際にそのイメージと実際が大きく異なっていることがあります。

さらに、産後は赤ちゃんも一緒にいることになります。妊産婦さんも初めての経験の連続で余裕がなく、お父さんお母さんも育児のサポートで寝不足。疲労が溜まるとそれだけでお互いの関係が不安定になることもあるのです。

## 自身の母親像を大事にするために

ここまで里帰り出産についての課題をお話ししてきましたが、もちろん里帰り出産によって産前産後を穏やかに過ごすことができた方々もたくさんいらっしゃいます。大切なことは里帰り出産をするのかしないかを安易に決めず、よく考えることなのです。

「これから母親になる」という時期は、妊産婦さんとそのご両親の過去の関わりが思い出されやすい時期です。

そのような時期に里帰り出産をするのかしないのかを丁寧に考えることが、妊産婦さんが〝ご自身の〟母親像を大事にする一歩になると信じています。「妊産婦さんのためになる」と考えての里帰り出産によって、かえって妊産婦さんが不安定になるかもしれないということを、知っておいてください。妊産婦さんだけではありません。受け入れるご家族のみなさんも、予想以上に疲弊してしまうかもしれません。

昨今の分娩施設集約化など、さまざまな事情により里帰りする地域でしか分娩できない場合もあるかと思います。

里帰り出産を検討されている妊産婦さんや受け入れを予定しているご実家のみなさんは、妊産婦さんにとって「里帰り」が最善の選択なのかどうか、事前によく相談されることをおすすめします。そしてもちろんその相談の輪の中に、パートナーが積極的に参加することが必要です。

また、もし、地元を離れた昔のご友人が里帰り出産で戻ってくるということを聞いたら、積極的にそのご友人と連絡をとって、できる限りの範囲でサポートをしていただければと思います。

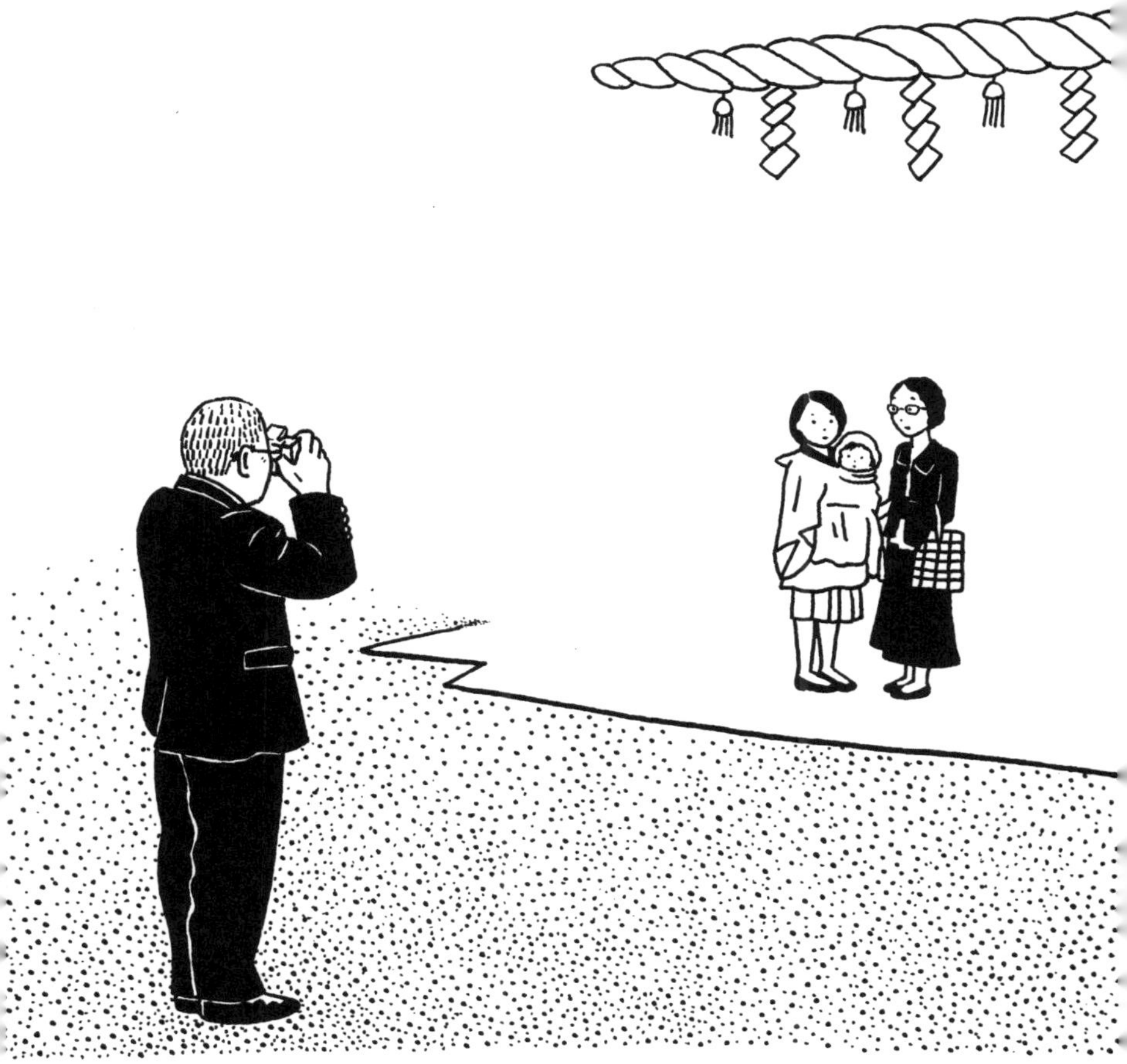

# 父親の育児休業

育児休業（育休）を取得する父親が増えてきています。

その背景として、まず制度面の変更があげられます。

２０２１年６月、国会にて改正育児・介護休業法が成立しました。その結果、まずは２０２２年４月に育児休業の周知と意向の確認がすべての事業主に義務化され、同年10月からは出生時育休制度が開始されました。

この制度により、子どもの誕生直後８週間以内に父親が最大４週間の休み（分割可）を取得できるようになりました。

父親が出産直後から育児に参加すること、これはつまり母乳授乳以外の育児は父親と母親が分担できるということです。

出産直後の母親のからだは衰弱しきっています。妊娠・出産のからだへのダメージはもちろんのこと、産前産後には女性ホルモンや副腎皮質ホルモンなどホルモンの分泌に関する大きな変化が起こるからです。ただでさえ衰弱している中で、産後は赤ちゃんの睡眠サイクルに合わせることによる寝不足、授乳によるからだへの負担も重なり、回復するひまもありません。

母乳授乳以外の家事育児を父親と母親が分担して行うことで、母親の回復を図り、その後のスムーズな育児に繋げていくことができます。

また、仕事に出かけないということで、普段よりも会話を中心としたコミュニケーションを多くとることができるでしょう。

父親の育休取得が今後も増えることは、夫婦が共に育児をしやすくなる、とても前向きなことであると思います。特に育児をサポートしてくれるまわりの方がまったくいない、ご夫婦の場合、父親の育休取得が産後の生活のいわば生命線となりえます。

しかし、やみくもに父親の育休取得を称賛するわけにはいきません。

夫婦でどのように育休を過ごすか話し合うなどの出産前の準備をしっかりしておかないと、育休を取ることの意味は少なくなる、むしろ夫婦関係が悪化する可能性があります。

## メンタルヘルス不調の波が大きい状態を一緒に過ごすこと

産後は、女性にとって、メンタルヘルス不調の波が大きくなりやすい時期です。悲しくなったり、つらくなったり、また、イライラしてそのイライラをご本人がコントロールできない状態になって、その結果余計につらくなったりします。

父親が子どもの誕生直後8週間以内に育休を取得するということは、そのメンタルヘルス不調の波が大きくなりやすい母親をフォローできるということでもありますが、その間ずっと一緒に生活をするということでもあります。このことは、夫婦双方の負担にならないとも限らないのです。

これを乗り切るために、女性の出産前、さらには妊娠前から、その準備をしておくことをご提案します。

女性が小さなメンタルヘルス不調のSOSを出し、それに対して夫婦で解決を目指すというプロセスをあらかじめ経験し、産後の大きなメンタルヘルス不調に備えるのです。

しかし、出産前に父親と母親がお互いに仕事が忙しいなどの理由ですれ違いの生活を送っていてコミュニケーションが十分に取れていなかった場合、母親側がメンタルヘルス不調のSOSを出すことができない、あるいはSOSを出しても父親がキャッチ、対処できないことがあり得ます。このことがさらなる母親のメンタルヘルス不調に繋がる可能性があります。

母親のメンタルヘルス不調についてお話ししてきましたが、もちろんメンタルヘルス不調は母親だけではなく、当然父親にも起こりうることです。このことについては164ページ「父親の産後うつ」で詳しく触れていきます。

## 「父親」「母親」である自分を受け入れられない

初めての出産前後、「夫」や「妻」という役割に「父親」や「母親」という役割が追加されます。

この時期は、それぞれの生い立ちの記憶が蘇りやすい時期でもあります。楽しかった記憶もあるかもしれませんが、つらく苦しい壮絶な記憶もあるかもしれません。極端にいえば、つらく苦しい壮絶な記憶しかない方もいます。

それら壮絶な生い立ちの記憶は、「赤ちゃんが生まれて父親や母親となった事実」を受け入れることを難しくします。

産後は確かに育児が迫ってくる。しかし、だからこそ、もしかしたらお父さんやお母さんが、「父親」や「母親」である自分を受け入れられない苦しさを抱えている可能性を大切にしたい。

夫や妻という関係に加え、父親や母親という新しい関係が追加される際の「困難」を、育休中の会話を中心としたコミュニケーションによって、少しでも緩和する必要があります。

近年、「当たり前」のものになりつつある父親の育休取得ですが、むやみやたらに称賛するのではなく、育休中のコミュニケーションの準備を産前からしておくことがあってこそです。この視点が大切であると思います。

父親の育休取得は、育児における大きな可能性を秘めている一方、その育休時期以上の期間を使った準備が必要となるのです。

## コミュニケーションの方法、時間帯

では、次に、メンタルヘルスの観点から、夫婦のコミュニケーションにおけるポイントを2点ほどお伝えします。

一つ目は、142ページ「父親としての自覚」でもお伝えしましたが、夫、そして妻のそれぞれにおいて、〝コミュニケーションにおける得意な方法〟が違うという点です。

コミュニケーションにおいて一番大切なことは、まずは相手の話にしっかりと耳を傾ける〝傾聴〟ですが、一方では話す側も、自分の心の中にある苦しさやつらさを少しでも正確に伝える必要があります。

ただ、それを一番正確に伝えやすい方法は、ある方は会話が一番伝えやすい、ある方は手紙が一番伝えやすい、ある方はスマートフォンのテキストメッセージが伝えやすいかもしれません。

それぞれに異なるその方法は、当然、夫婦間でも異なる可能性があるのです。

たとえば夫が会話で、妻が手紙の場合は、夫が妻に自分の苦しさを伝えたいときは会話という道具を用いて、逆の場合は手紙のやり取りを選択するという工夫をすることで、夫婦のコミュニケーションは大きく前進します。

お互いの得意な道具をその時々で使い分けるということは、お互いを〝尊重〟することにもつながります。

二つ目は、コミュニケーションの時間帯です。

仕事や上の子の育児、さらにはそもそも人間に備わっているリズムで、コミュニケーションをとりやすい時間とそうではない時間があります。

どうしても夕方はイライラしてしまう、などと感じたことはありませんか？

コミュニケーションをとりやすい時間帯も、夫婦で異なるかもしれません。可能な限り、どちらかの時間帯に合わせることも大切な尊重です。

## コミュニケーションのためのコミュニケーション

コミュニケーションの道具と時間帯、この二つを考えるだけでも、コミュニケーションは深まり、どちらかのメンタルヘルス不調のSOSを相手がキャッチし、対処できる可能性が高まります。

ぜひ、〝コミュニケーションのためのコミュニケーション〟を、出産前のできるだけ早い時期から開始してみてください。

妊娠期間中にもう一度「夫婦のコミュニケーションについて」確認し、その上でもちろん産後うまくいかないことはたくさんあるけれど、できる限り育休をどのように過ごすかを考えておく。

そのようにして迎えた育休が、夫婦にとって、赤ちゃんを含めた家族にとって良い時間となることを心から願っています。

# 父親の産後うつ

この本のタイトルに使っている「産後うつ」という言葉ですが、一般的には「産後」というだけあって、出産後の女性について使われる言葉だと思われるでしょう。

実はこの「産後うつ」は、父親、つまり男性もなり得ることです。

## 父親のメンタルヘルス不調もあり得る

そもそも産後うつとは「産後にメンタルヘルス不調になること」という、非常に広い状態を指す言葉です。

初めての育児という状況は妊産婦さんだけではなく、お父さんにとっても同じです。

その初めての経験において、父親もメンタルヘルスが不調になることは当然あり得ることです。

一方で、〝父親の産後うつ〟という言葉は決して適切だと世間に承認された言葉ではないと理解しています。なぜなら母親と父親では産前産後のホルモンの変化や産前産後における役割の違いを踏まえた、「メンタルヘルス不調にいたるまでの過程」が異なるからです。〝父親の産後うつ〟という言葉の使い方には慎重であるべきで、議論が必要な言葉です。これを踏まえながら便宜上、この本では〝父親の産後うつ〟という言葉を使っていきたいと思います。

## 「父親の産後うつ」も家族の問題

母親の産後のメンタルヘルス不調を発見する体制と、父親の産後のメンタルヘルス不調を発見する体制には大きな違いがあります。

妊産婦さんには、もちろんまだまだ不十分な点はあるとはいえ、メンタルヘルスの不調に周囲が比較的「気付きやすい」環境があるのです。

まず代表的なものとして、「エジンバラ産後うつ病自己質問票」があります。これは現代に出産するほぼすべての母親が産後に回答する、アンケート形式のメンタルヘルスに関する質問票です。

この自己質問票は産後うつ病の可能性が高い妊産婦さんを早く見つけるためのもので、点数の高い方に対して助産師さんや保健師さんは慎重に対応し、場合によっては精神科・心療内科医療機関を紹介します。もともと海外で開発されたものですが、1996年に三重大学の岡野禎治先生らが日本語版を開発され、その有効性を確認されました。[※1]現在も多くの産婦健康診査で使われている質問票なので、受けた記憶のある方も多いのではないでしょうか。

また、妊産婦さんには産後の健診や、自治体による助産師（保健師）訪問などを受ける機会が基本的にあり、自身のメンタルヘルスが不調なことを支援者に相談することができます。

しかし現状、父親になった人が産後、支援者に自身のメンタルヘルスが不調なことを相談する機会はめったにありません。

母親の産後の健診や助産師・保健師の訪問などに父親が同席したとしても、そこで話される内容は母親に関することがほとんどです。そこに割り込んでお父さんが自らご自身のメンタルヘルスについて相談することは、容易ではないでしょう。

父親は、自ら妊娠・出産を経験するわけではありません。

しかし、だからといって父親の産後のメンタルヘルスに関して考えなくて良いというわけではありません。

父親が産後うつになると、本人のつらさはもちろんのこと、そのパートナー（母親）が産後うつになりやすくなることがわかっています。また父親の産後うつはその父親の自殺リスクを上げてしまいます。[※2] さらに、本の読み聞かせの減少など養育行動にも問題が起こってきます。[※3]

つまり「父親の産後うつ」は母親の産後うつと同様、家族全体の問題なのです。

## ただ育休を取得するだけではなく

私は信州大学医学部附属病院でメンタルヘルス不調の妊産婦さんをサポートする「周

産期のこころの外来」に加えて、２０２４年１月よりメンタルヘルス不調の父親、あるいはこれから父親になる方をサポートする「周産期の父親の外来」を行っています。

なぜ「周産期の父親の外来」を立ち上げたか、ここで記しておきたいと思います。

先述の通り、産前産後の健診においては、当然、実際に妊娠・出産をする妊産婦さんの話が中心となります。そしてそもそもすべての父親が産前産後の健診に同席する訳ではありません。

そのような状況の中でも、メンタルヘルス不調となった父親を早期に見つけて、その方のお話をじっくり聴く必要があると考えました。

私が「周産期の父親の外来」で特に気をつけてお話を聴くポイントは、二つあります。それは①育児休業（育休）の取り方と、②産後の育児に関わる方々との人間関係の変化です。

まず、①の育休に関してですが、前項でも書いたように、昨今、産後に育休を取得する父親が増えてきています。

しかし、重要なのは育休を取得すること自体よりも、育休前にどのような生活をしていたのかということです。

•

パートナーの妊娠中に夫婦で育休中の育児の分担などについて十分話し合うことができていて、職場においても育休に入るために同じ部署内で引き継ぎがきっちりできている父親は、産後の育休にスムーズに入れる可能性が高くなります。

そして②の産後の育児に関わる方々との人間関係の変化ですが、産後、女性の心身は決して万全ではありません。また産後の女性にとっては、新しく「母親」という存在になる、非常に繊細な時期です。夫婦がお互いに些細《ささい》な言動に反応することなどが積み重なり、夫婦の関係は不安定になりがちです。

これは、夫婦間だけの話ではありません。夫婦の周囲には育児をサポートしてくれる家族がいることもあります。それまであまり接することがなかったそのパートナーの家族が産後自宅に泊まり込むこともあります。

育児をサポートしてくれる家族の存在は大変貴重です。しかし、どのような方とであっても、「同じ家で一緒に長い時間を過ごすこと」はそれぞれに一定のストレスがかかることを忘れないでください。さらに、育児に関わる人みんなに疲労が溜まってくると、人間関係は不安定になりやすくなります。

育休を取得するのかしないのか、取得した場合でも産後の育児体制はどのようにするのかなど、産後の計画をできる限り産前に詰めておくことが、母親だけではなく父親の産後うつを予防するという観点からも重要です。

※1 岡野禎治ら，日本版エジンバラ産後うつ病自己評価票（EPDS）の信頼性と妥当性，精神科診断学，7，525-33, 1996

※2 Quevedo L, da Silva RA, Coelho F, Pinheiro KA, Horta BL, Kapczinski F, Pinheiro RT. Risk of suicide and mixed episode in men in the postpartum period. J Affect Disord 2011；132(1-2): 243-246.

※3 Davis RN, Davis MM, Freed GL, Clark SJ. Fathers' depression related to positive and negative parenting behaviors with 1-year-old children. Pediatrics 2011:127(4):612-618.

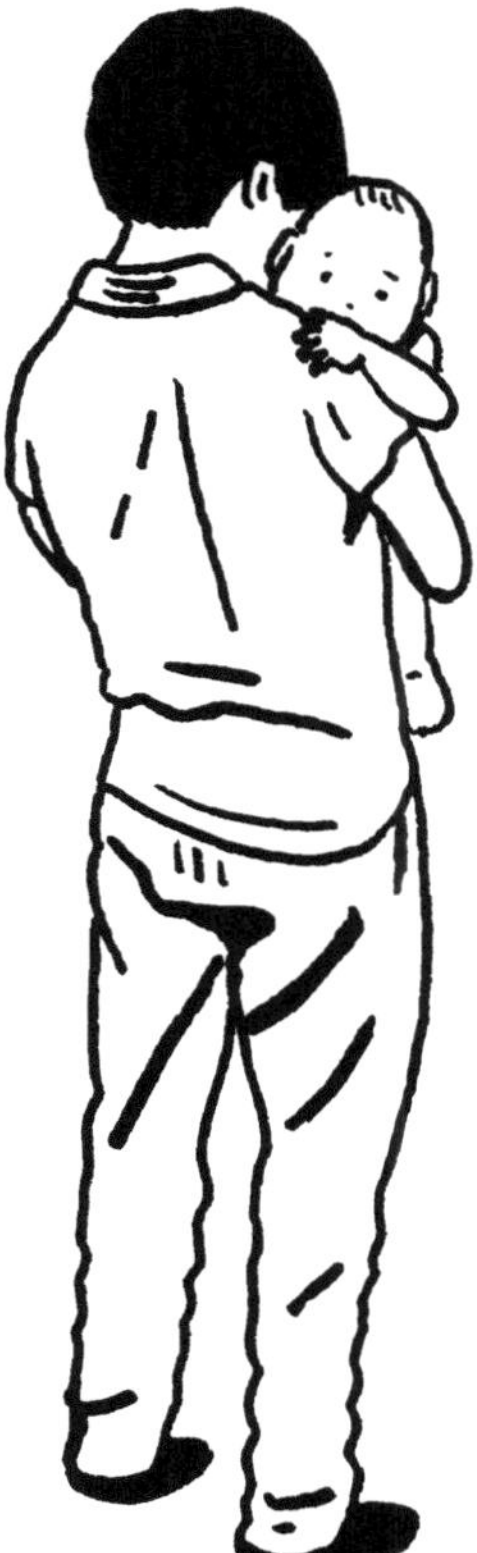

# 妊娠をきっかけとした結婚

男性と女性が結婚にいたるプロセスは本当に千差万別です。

そんな中、妊娠がきっかけとなって結婚にいたる方も決して少なくありません。

ここでは、「妊娠をきっかけとした結婚」をされた方、あるいは妊娠が判明して、これから「妊娠をきっかけとした結婚」をするかしないか、誰にも相談できずに悩んでいらっしゃるかもしれない妊産婦さんに向けて書かせていただきます。

## 「急ぐ」こと、「つらい」ことが多くなりがち

令和元年のデータですが、妊娠をきっかけに結婚をされた夫婦から生まれた子ども

（第一子）は、令和元年に生まれた第一子（嫡出第一子出生）全体の18・4％（厚生労働省令和3年度「出生に関する統計」より）でした。

私はこのデータを初めて見たときに「多いな」と感じました。みなさんはどう感じられましたか？

妊娠がきっかけとなって結婚にいたる方々は、程度の差こそあれ、「急ぐこと」が多くなると思います。

妊娠が判明したとパートナーに伝えること、結婚をするかしないかを決めること、それぞれの家族親族に伝えること、そして仕事の調整……。もともと希望していての妊娠や、そうでなくても婚姻関係にあったうえでの妊娠より、はるかに「急ぐこと」がたくさんあります。

それらのプロセスを駆け足で進めていく中で、カップルそれぞれの背後にいる家族や親族と突然出会うことにもなるでしょう。想像していなかったさまざまな人間関係が「急に」目の前に現れてきます。

「急ぐ」ことだけではありません。もしかしたら必要以上に、つらい思いをするかもしれません。

妊娠をきっかけとした結婚は、「できちゃった結婚」と表現されることもありますね。そのカップルがどれだけお互いを大切にしあって、結婚に向けて丁寧な話し合いを続けていたとしても、結婚より妊娠が早かったというだけで新たに出会ったそれぞれの家族や親族、そして職場の同僚から、この状況を揶揄《やゆ》されてしまうこともあるかもしれません。

また、妊娠そのものや、その先にある出産・育児に対しても葛藤があるかもしれません。

妊娠をしたことはもちろん嬉しいと思った。だけど妊娠したことがわかってから、パートナーの新たな一面が目立つようになり、そのパートナーとの出産育児を考えたときに、急に不安が襲ってくる。

あるいは妊娠したこと自体がとても苦しいことで、妊娠をやめたいという考えが頭をよぎることがあるかもしれない。

そのようなとき、先ほどのように揶揄されることが重なると、さらにつらくなることもあります。

「妊娠をきっかけとした結婚」を考える時期は、これだけのことが一気に迫ってくる、なかなか落ち着くことがない時期です。

## あなたは一人ではありません

しかし私は、「妊娠をきっかけとした結婚」自体が悪いこととはまったく思いません。私の外来「周産期のこころの外来」、あるいは松本地域を中心に街で妊産婦さんのさまざまな相談をお受けする「こころのおはなしブース」でも、妊娠をきっかけに結婚して、その後幸せに生活されている方にたくさん出会います。

「妊娠をきっかけとした結婚」をされた方、あるいは妊娠が判明して、これから「妊娠をきっかけとした結婚」をするかしないか考えている方が、もし今、どうしたら良いか悩んでいたら、もう一度、じっくりこの本を最初からお読みいただきたいなと思います。

それが本項をこの本の後半に配置した理由です。「妊娠をきっかけとした結婚」の前後という少し駆け足な時期にも対応できるように、今お読みの場所に構成しています。

この本に書かれていることをお読みいただきながら、パートナーのこと、そして結婚して出産育児を迎えるにあたり義理の両親とどのように家族関係を構築していこうかなど、具体的なイメージを作っていただけたらと思います。


読者のみなさんの中にはもしかしたら、家族や友人から「妊娠と結婚」の順番について色々言われるなどして苦しんでいる方もいらっしゃるかもしれません。

そのようなときは本項の最初にお伝えした「18・4％」という数字を思い出してください。

あなたは決して一人ではありません。「珍しいこと」ですらないと言っていいでしょう。「妊娠をきっかけとした結婚」は色々決断しなければならないことや悩みが目の前に迫ってくる感じがあり大変に感じられるかもしれませんが、とにかく焦らず丁寧に一つひとつの決断や悩みと向き合ってみてください。


最後に、大切なことをお伝えします。

それでも、もちろん当然のことながら、妊娠自体がつらい、結婚することは絶対に考えられない、そんな状況にあることも考えられます。

そのようなときは、お住まいの最寄りの役所あるいは「にんしんSOS」というところに連絡相談することを強くおすすめします（一般社団法人全国妊娠SOSネットワークホームページ：https://zenninnet-sos.org/contact-list）。

「妊娠したことを受け止められない」。この事実について相談することは、妊婦さんの当然の権利です。

こころは「強い」「弱い」で語られるものではありません。相談することは弱いことではないのです。

どうか当然の権利を使って、少しでも苦しい状況から抜け出せることを、心から願っております。

# 流産・死産を経験した父親のみなさんへ

流産・死産の後、本当はあなたも苦しくつらいのに、職場の人たちから「奥さまを大切にね」などの言葉をかけられたり、ご自宅ではその奥さまを大切にしたいけれど、流産・死産の後に夫婦の関係が不安定になって居心地が悪かったり。

じつはこころに抱えている苦しさ、つらさを吐き出せていますか？

つらいことがあった今のあなたは、以前よりも仕事に一層打ち込んでいるかもしれない。でもそれは、苦しさ、つらさになんとか対処するためのこころの反応かもしれません。

今回の経験は苦しい経験であったと思います。パートナーだけでなく、あなたも流産・死産を経験された当事者です。

あなたはまず、あなたのこころを大切にしてください。

ご夫婦の中には、苦しさ・つらさが癒え切っていないけれど、年齢の事情や、不妊治療の都合上、もう次の妊娠に向けて動き始めないといけないと考える方もいらっしゃるでしょう。そうなると特に、限られた時間の中で、今の苦しさ・つらさを吐き出す必要があります。

たとえ父親であっても、誰か他人に、苦しさ・つらさを吐き出すことは弱いことではありません。そもそもこころに、強いも弱いもありません。

ぜひ、近くにいらっしゃる、あなたがこころを開ける方に助けてもらってください。

Column

# 松本地域のみなさんとともに

「周産期のこころの医学講座」及び「周産期のこころの外来」がスタートした２０２１年はコロナ禍まっただなか。

コロナ禍によく聞かれた「不要不急の外出を控える」という言葉は、新型コロナウイルス感染防止対策上、非常に大切なキーワードであったことは間違いありません。

ただ、妊婦さんやお母さんも、このキーワードのもと、ステイホームを余儀なくされ、ご家庭によっては孤立している可能性がありました。

新型コロナウイルス感染防止対策は非常に重要です。しかし家にこもることはメンタルヘルス上、決して好ましいことではありません。

妊娠生活や育児生活はマラソンのようなもの。

特にコロナ禍の終わりが見えない中、たまには、思いっきり外の空気を吸ってリフレッシュすることが大切です。

私も、そのために自分ができることを考えるようになりました。

その思いを最初に受け止めてくれたのが信州松本を中心に活動とするサッカーJリーグのチーム「松本山雅《やまが》FC」でした。もともと、信州大学と松本山雅FCが包括的連携協定を締結していたご縁で、松本山雅FCのホームタウン活動の担当者にお会いすることができました。

コロナ禍という状況下での周産期メンタルヘルスに関する課題をお話ししたところ、「ママサポ企画」というアイデアが浮上しました。

サッカー観戦が、子育て中のお母さんの気軽な外出の場となるように、妊産婦さんが観戦しやすい座席や相談ブースの設置をする企画です。打合せを重ね、「ママサポ企画」は毎年1回、10月10日の「世界メンタルヘルスデー※」の近くのホーム試合開催日に開催することになりました。

1回目となる2021年10月10日は、妊婦さんやお母さんがスタジアムに移動しやすいようにスタジアムから一番近い駐車場を用意し、また、駐車場からできるだけ負担なく移動できる場所にシートを設置しました。シートを購入された方には、妊婦さんやお母さんに喜ばれるようなプレゼントをご用意しました。

さらに、当日私もスタジアムにお邪魔して妊婦さんやお母さんのこころのこと、特に、「産後うつ」とは何か、まわりの方がどのように注意したら早く気付くことができるか、そして、決してお母さんが「弱いからうつになる」のではないことなど、を多くの方にお話しさせていただきました。

この企画は多くの妊婦さんやお母さん、お父さんから好評をいただき、翌年開催した2回目では、1回目の企画をバージョンアップして、「ママサポ安心フリーエリア」という企画も実施しました。

どうしたら妊婦さんや小さな子どもを連れているお母さん、お父さんにもスタジアムでリフレッシュしてもらえるか、楽しく試合を観戦してもらえるかを松本山雅FCの担当者と考えました。

小さなお子さんは試合中、スタジアムでじっとしていることはなかなかできません。そうするとお母さん、お父さんはせっかく試合が観たいのに、試合に集中することができません。

かといって「託児」は家族全員の思い出にはなりにくい。

そこで企画当日は「ママサポ安心フリーエリア」というエリアを設けて、私たち「周産期のこころの医学講座」のスタッフや助産師さん、ボランティアスタッフのみなさんで子どもたちを見守ることにしました。

子どもが走り回っても、「エリアからは出て行かないように」とスタッフがやさしく見守ったり、お母さん、お父さんが観戦に集中するために抱っこを代わったり。

そして本当にささやかなことですが、ママサポ安心フリーエリアを良い思い出にしていただきたく、積極的に家族全員の写真撮影をさせてもらいました。

この企画はその後も毎年実施されています。今後も本企画が少しでも多くの妊婦さんやお母さん、お父さんのリフレッシュの場になればと願っています。

松本山雅FCとの取り組みだけではなく、信州松本地域のみなさんと一緒に、少しずつ妊婦さんやお母さん、お父さんが過ごしやすい地域を作っていきたいなと考えています。

そしてこれら信州松本の取り組みが全国他の地域に広がっていくことが、私の願いです。

※世界精神保健連盟（ＷＦＭＨ）が、１９９２年より、メンタルヘルス問題に関する世間の意識を高め、偏見をなくし、正しい知識を普及することを目的として、10月10日を「世界メンタルヘルスデー」と定めました。その後、世界保健機関（ＷＨＯ）も協賛し、正式な国際デー（国際記念日）とされています。（https://www.mhlw.go.jp/kokoro/mental_health_day/about.htmlより抜粋）。

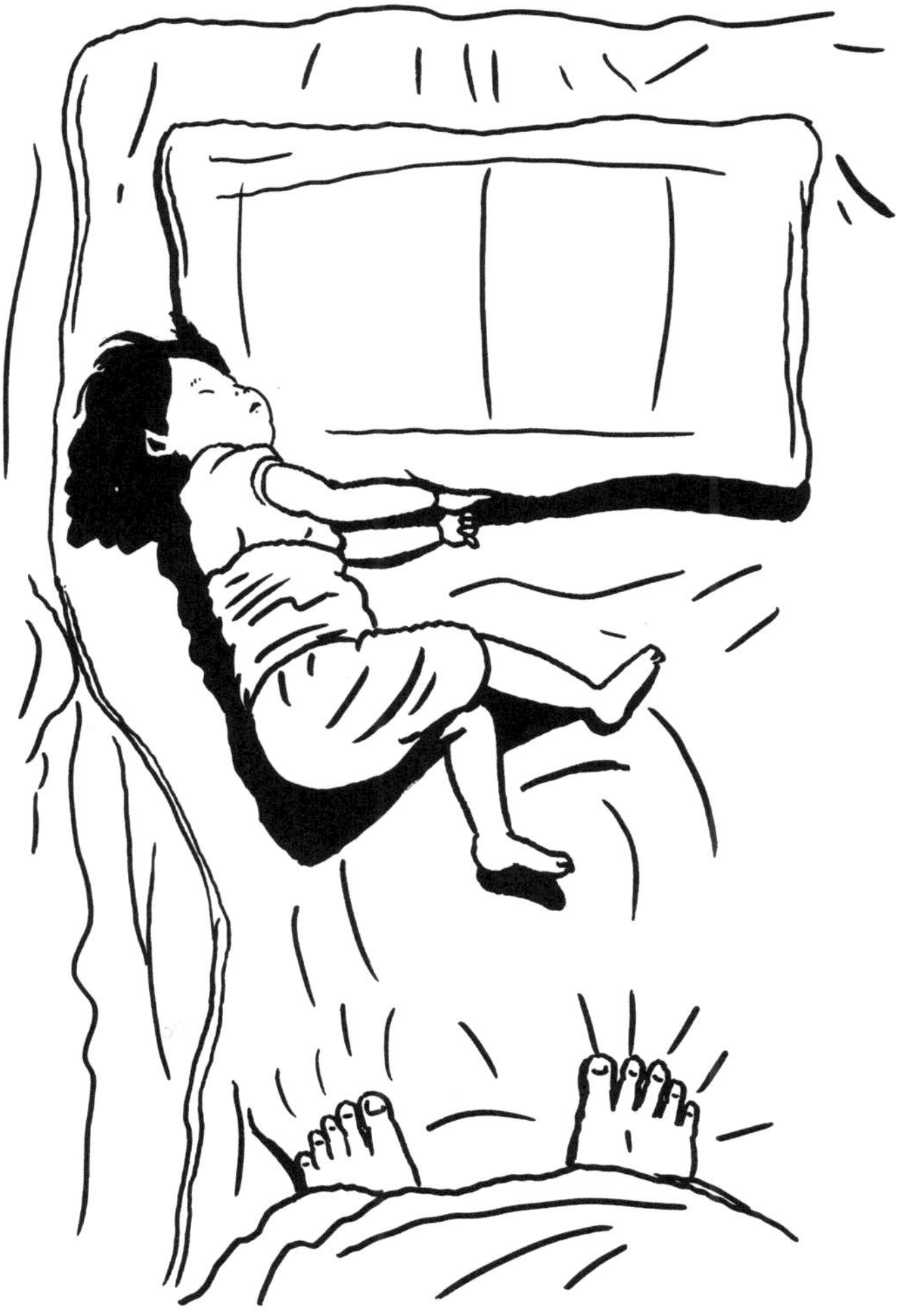

# おわりに

妊産婦さんが「産後うつ」となり、精神科・心療内科の受診が必要な状態となっても、実際に受診することは簡単なことではありません。目の前に赤ちゃんがいるからです。場合によっては、上のお兄ちゃん、お姉ちゃんもいます。

そしてそもそも、精神科を受診すること自体に抵抗を持つ方もいらっしゃいます。「妊娠してからこれだけ頑張ってきたのに、どうして私が精神科に行かなくてはならないのだろう」と考える方がいらっしゃるのも、当然のことです。

また、もし妊産婦さんが精神科・心療内科で「産後うつ病」の診断を受け精神科・心療内科の治療が開始されても、精神科・心療内科だけで完結できるものではありません。母子保健支援体制や、妊産婦さんの家族親族との綿密な連携が必要で、治療方針は妊産婦さん一人ひとり、まったく異なります。妊産婦さんによって家族親族との関係性は異なりますし、お住まいの地域によって母子保健支援体制は異なるからです。

「産後うつ病」が重症化した場合、妊産婦さんは精神科病棟に入院をしなければならないこともあります。そのときは赤ちゃんと離れなければなりません。その妊産婦さんと離れた赤ちゃんの育児を入院中に担当してくださる方がいなければ、赤ちゃんを乳児院などに預けなくてはならなくなります。

重症の「産後うつ病」の妊産婦さんは追い詰められます。そしてその妊産婦さんを支える母子保健支援体制も苦しい状況となります。

とにかく妊産婦さんの産後うつにおいて大切なことは、産後うつの予防、そして産後うつの重症化を防ぐことです。

そしてそのためには、「父親の周産期メンタルヘルス」にも注意が必要です。

できるだけ妊娠の早い段階から「産後うつ」のリスクを確認し、そのリスクを減らすことを意識する。妊産婦さんがＳＯＳを出しやすい雰囲気を大切にする。そして精神科治療が必要な妊産婦さんもしくはそのパートナーの、精神科・心療内科医療機関の受診に対するハードルを少しでも下げる。

私が自分の外来を「精神科外来」ではなく「周産期のこころの外来」や「周産期の父親の外来」としているのも、少しでも妊産婦さんがメンタルヘルス不調によって医療機関を受診することへの抵抗が少なくなればとの願いからです。

この本を書き終えてからも、自分なりに妊産婦さんの支援体制の充実のために引き続き精進して参ります。

妊産婦さんが安心して妊娠出産育児ができる社会、お母さん、お父さんが十分なメンタルケアを受けられる社会の実現を目指して。

2024年　盛夏

村上　寛

本書は、長野県松本エリアの
子育て応援マガジン『月刊イクジィ』にて連載の
「周産期のこころのこと」をもとに、
大幅な加筆・修正・書き下ろしを加えたものです。

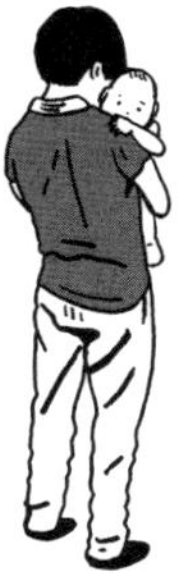

# さよなら、産《さん》後《ご》うつ

## 赤ちゃんを迎える家族のこころのこと


**村上 寛**

むらかみ・ひろし

医師。1985年生まれ、東京都出身。信州大学医学部内に日本で初めての周産期メンタルヘルスに特化した大学講座「周産期のこころの医学講座」を創設。信州大学医学部附属病院「周産期のこころの外来」、「周産期の父親の外来」にて、妊産婦さんや父親のメンタルヘルスサポートや産後うつ病の治療を行う。また、日本各地で周産期メンタルヘルスや母子保健に関する講演会・研修会を開催している。3児の父。



2024年9月25日　初版

著者　村上 寛

発行者　株式会社晶文社
〒101-0051東京都千代田区神田神保町1-11
電話 03-3518-4940（代表）・4942（編集）
URL https://www.shobunsha.co.jp

印刷・製本　ベクトル印刷株式会社



© Hiroshi MURAKAMI 2024



ISBN978-4-7949-7444-0 Printed in Japan



JCOPY〈(社) 出版者著作権管理機構 委託出版物〉
本書の無断複写は著作権法上での例外を除き禁じられています。
複写される場合は、そのつど事前に、(社) 出版者著作権管理機構
(TEL：03-5244-5088 FAX：03-5244-5089 e-mail: info@jcopy.or.jp) の許諾を得てください。
〈検印廃止〉落丁・乱丁本はお取替えいたします。

## 好 評 発 売 中

### セルフケアの道具箱　伊藤絵美 著　イラスト：細川貂々

メンタルの不調を訴える人が「回復する」とは、「セルフケア(自分で自分を上手に助ける)」ができるようになること。カウンセラーとして多くのクライアントと接してきた著者が、その知識と経験に基づいたセルフケアの具体的な手法を100 個のワークの形で紹介。

### カウンセラーはこんなセルフケアをやってきた　伊藤絵美

ロングセラー『セルフケアの道具箱』の著者が、自ら実践しているセルフケアをまとめて大公開。カウンセラーを目指した経緯から、自らの多動、ギャンブル依存、共依存の母親との関係に対して実践してきたコーピングまで。実体験に基づくセルフケアメソッドを披露。

### 自分のために料理を作る　山口祐加　星野概念（対話に参加）

「自分のために作る料理」が、様々な悩みを解きほぐす。「自分のために料理ができない」と感じている世帯も年齢もばらばらな6名の参加者を、著者が3ヵ月間「自炊コーチ」！「自分で料理して食べる」ことの実践法と、その「効用」を伝える実践・料理ドキュメント。

### 急に具合が悪くなる　宮野真生子・磯野真穂

がんの転移を経験しながら生き抜く哲学者と、臨床現場の調査を積み重ねた人類学者が、死と生、別れと出会い、そして出会いを新たな始まりに変えることを巡り、学問キャリアと互いの人生を賭けて交わした往復書簡。見えない未来に立ち向かうすべての人に。

### 倫理的なサイコパス　尾久守侑

精神科医として約10年、頭をフル稼働させて格闘する日々を送る著者。「切り捨ててしまったかもしれない部分をもう一度検討し直せる“倫理的なサイコパス”に私はなりたい――」。H氏賞受賞の詩人としても活躍する医師による、ユーモラスで大まじめな臨床エッセイ。

### 「できる」と「できない」の間の人　樋口直美

「できていたことができなくなる」ことがある。突然発症したレビー小体病という「誤作動する脳」を抱え、長いトンネルから這い出てきた著者が、老い、認知症、コロナ禍と悪戦苦闘する日々を綴ったエッセイ集。心配しないで。未来はきっと、そんなに悪くない。